フライドチキンの呪い

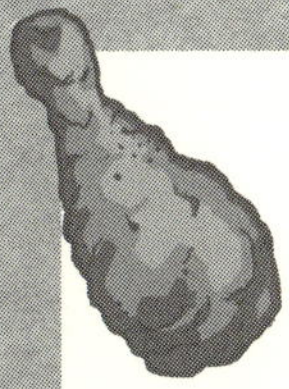

チキン・から揚げで10年早死に

Funase Syunsuke
船瀬俊介

共栄書房

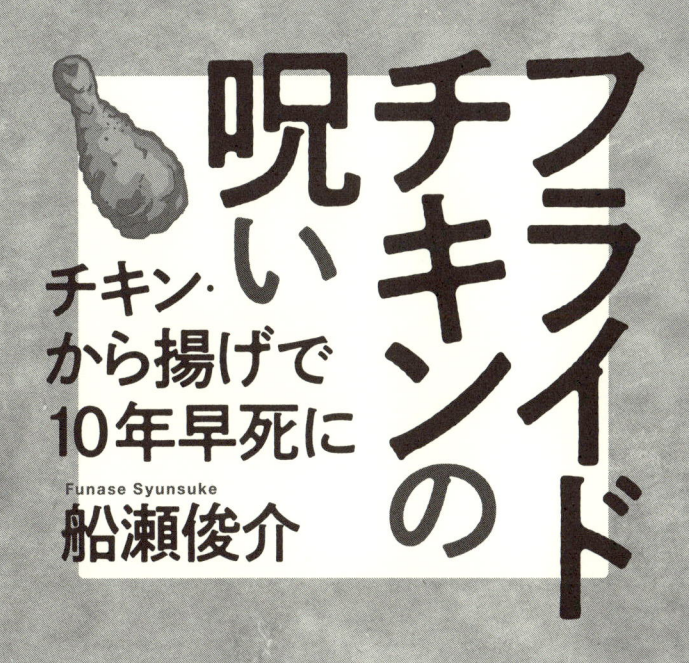

プロローグ　フライドチキン、揚げ物、意外な盲点
——家族大好きなら、せめて週一の楽しみに！

フライドチキンで死亡率一三％悪化

●から揚げ大好き、一〇年早死に

——アメリカからの最新ニュースです。
「フライドチキン好きは、一〇年早死にする……」
ケンタッキーに目がないあなたは、大ショックでしょう。
日本の子どもたちは、から揚げが大好きです。これも、はやくいえばフライドチキン。
フライドチキンがヤバい、となると、から揚げ好きもひとごとではありません。
つまり、鳥のから揚げでも、やはり一〇年早死にする……。
この衝撃ニュースを、見てみましょう。
この調査は、女性約一〇万七〇〇〇人を対象に調べた結果です。

フライドチキンを一日一個以上食べると、死亡リスクが一三％アップする。

平均寿命を八〇歳とすれば、約一〇年早死にすることになります。

さらに、ショックはつづきます。

●揚げ物好きファミリーは短命

「揚げ物（フライ食品）を毎日食べるひとも、死亡率が八％悪化する」という。

日本でも「揚げ物大好き」ファミリーは多い。とくに、子どもたちは大好物ですね。

フライドチキンやから揚げが出ると、ヤッターッと大喜びです。

さらに、トンカツ、てんぷら、メンチカツ……から、春巻、アジフライ……。

美味しいもののオンパレードです。

だから、お母さんは、毎日のおかずでまず思い浮かぶのが揚げ物です。

お母さんの台所支度を想像してみましょう。

ジュージューッ、揚げ物の音が聞こえてきます。なんともいえない香ばしい揚げ物の匂いがたちこめます。それだけでも、おなかが減ってきますね。

これはもう、ふつうの日本のおうちの台所風景です。

だから、お母さんは、揚げ物油を切らさない。

揚げ物料理は、もう日本の家庭の味になっています。

●ウソだ！　いやだ！　聞きたくない

そんな、揚げ物大好き家族にとって、フライドチキンや、から揚げで寿命が一〇年ちぢむ…
…なんてニュースは、ショックでしょう。

揚げ物好き一家は寿命が八％ちぢむなんて、聞きたくない！

ウソだ！　ありえない！　フェイクニュースだ！

家族全員で、耳をふさぐ光景が目に浮かびます。

わたしはここで、フライドチキンを絶対食べちゃダメ、と言っているのではありません。
から揚げをお子さんからとりあげろ！　とも言っていません。

ただ、毎日のように食べるのはアブナイ……ということに、気づいてください。

でも、揚げ物をやめるなんて、ムリムリ……。首をふる。手をふる。気持ちはわかります。
なら、週に一回ていどのお楽しみにしたらいかがでしょう。

特別の〝ご馳走〟デイですね。それなら、揚げ物リスクはほとんどなくなります。

●毎日から揚げないと不機嫌で

ある悲しいお話をします。はじめて立ち寄った自然食レストランで、幼いお子さんをもつマ
マ友さんたちがランチをしていました。そのお母さんたちが、声を落して話してくれたのです。

友だちのひとり、そのかたはまだ若く、旦那さんも三一歳と若い。

ある日曜日、二階のご主人はまだ寝ている。せっかくの休み、ゆっくり寝かせておこう。お昼をすぎたので二階に上がり、「あなた、もうお昼よ」と布団をめくったら……もう、冷たくなっていた。

ショックで半狂乱になった奥さんのことを語るお友だちも、声をつまらせます。

「……まだ、お子さん一歳なんですよ……」

わたしは、ふと気づいて、たずねました。

「旦那さん、ぽっちゃり体型じゃなかったですか？」

「あら、先生、よくわかりますね」

「もしかしたら、から揚げ大好きだったのでは？」

「エッ……どうしてわかるんです。気のいいご主人だったけど、毎日から揚げがないと、不機嫌だったんですって」

やっぱり……。

四人に一人、ガン死より多いポックリ病

●血管にアブラ汚れが詰まる

三一歳のご主人の死亡原因は、まちがいなくアテローム血栓症でしょう。

お肉など脂っこい食事や揚げ物が大好きなひとは、血管の内側にアブラ汚れがたまっていきます。それはまるで、バームクーヘンのように沈着していくのです。

そして、あるとき、そのカケラが剥がれ落ちます。そのカケラが心臓の冠状動脈に詰まると、ほぼ即死状態で死にます。心筋梗塞による心臓マヒです。

脳の血管に詰まると、脳梗塞です。これも、重症なら即死です。

これが、いわゆるポックリ病です。人類の四人に一人が、このアテローム血栓症で急死しています。もっとも恐れられているガンより、こちらのほうが死ぬひとは多いのです。

なんで、血管に〝アブラ汚れ〟がたまるのでしょう？

その原因は、はっきりしています。お肉、牛乳・チーズ、油脂、そして、砂糖です。

これらのもたらす〝汚れ〟が、血管の内側にべっとりくっついて、たまっていくのです。

これは、下水管の内側に汚れがたまっていくのと同じです。

すんだ水が流れる水道管には、たまりません。だから、まずは食生活に注意して、血液を汚さないようにする。クリーンな血液、これが第一です。

ちなみに、野生動物には、アテローム血栓症はゼロです。

自然摂理の本能にしたがって生きている彼らは、このような〝ムダ死に〟とは無縁です。

●アメリカ食は早死にする

ポックリ病多発の原因は、ズバリ、欧米型食生活です。

わたしはこれまで、『アメリカ食は早死にする』（花伝社）などで、警鐘を鳴らし続けてきました。しかし、日本でも悲劇は右肩上がりで急増しています。

これはまさに、無知の悲劇です。

知らないこと、知らされないことは、悲しく、そして恐ろしい。一歳の子どもを残され、三〇そこそこのご主人に先立たれた奥さんの衝撃を思ってください。毎日のから揚げは死の危険をもたらす……。この真実を知っていたなら、この若い夫婦は、悲劇をまぬがれたはずです。

「アメリカ男性の心臓マヒ死亡率は、中国男性の一七倍……」（『チャイナ・スタディ』コリン・キャンベル他著、グスコー出版）

ちなみに、アメリカ人女性の乳ガン死は、中国人女性の五倍です。

さらに、アメリカ人の大腸ガン死は、日本人の五倍です。

さらに、ほぼ毎日肉を食べているひとの糖尿病死は、「食べないひと」の三・八倍です。

「肉の脂身は中毒を起こします。つまり、食べずにおれなくなる。その中毒症状はアルコールより、麻薬より恐い。だからマクドナルドは、あれほど世界中に広まったのです」。栄養問題の権威、山田豊文氏は指摘する。

●目覚めたセレブはヴィーガン

「アメリカや先進諸国の食事は最悪だった。ガン、心臓病、糖尿病などは、すべて食べまちがいが原因だった」（米「マクガバン報告」一九七七年）

「動物たんぱくこそ、史上最悪の発ガン物質である」（『チャイナ・スタディ』）

アメリカでは現在、ものすごいいきおいで、ヴィーガン（完全菜食者）が増えています。

それは、一〇年で一〇倍といってよい爆発的な増加です。

まず、富裕層、インテリ層、さらにはハリウッドやスポーツ界などセレブの間で、ヴィーガンが急増しているのです。

トム・クルーズ、ブラッド・ピット、女優のアン・ハサウェイ……などなど。

いまや、ハリウッド・スターで、ヴィーガンでない俳優を探すのが困難なほどです。

テレビや新聞、雑誌……日本のマスコミは、いっさい、このような情報を流しません。

マクドナルド、丸大ハム、雪印、明治、森永……そのスポンサー名をみれば、〝かれら〟が「言えない」「書けない」のも、とうぜんです。

そして、企業からカネをもらった御用（誤用）学者がいる。

かれらは「肉を食べましょう！」と扇動（洗脳）し、ひとびとを惑わしているのです。

●あなたの愛するひとのために

欧米のセレブたちが、あこがれている理想食があります。

それが、ナント伝統的な和食なのです。

一九七七年に発表された『マクガバン報告』（米上院栄養問題特別報告）は、五〇〇〇ページにのぼる報告書を、こうしめくくっています。

「われわれ人類は、もっとも理想的な食事に到達している。それは、日本の伝統食である……」

灯台下暗し。真理は足下にあったのです。

――自然から遠のけば、病気に近づく。自然に近づけば、病気から遠のく――

これは、古代ギリシャの医聖ヒポクラテスの箴言《しんげん》です。

「自然から遠のく」とは「不自然な食べ方」を指します。

あなたの歯並びひとつを見ても、肉食、動物食に適していないことは、わかるはずです。だ液も、腸の長さも、わたしたちが、菜食〝動物〟であることを示しています。

かしこく生きる。それは、かしこく食べることです。

食べまちがいは、生きまちがいです。

あなたの愛するひとのためにも、生き方を、ほんの少し変えてみませんか？

フライドチキンの呪い——チキン・から揚げで10年早死に◆目次

第1章　さらば！　ケンタッキー、から揚げ家族もご用心

――「チキンはヘルシー」は、幻想だった

一〇万七〇〇〇人を一八年かけて追跡調査

●毎日食べると一〇年早死に

「……フライドチキンを一日一個以上食べると死亡リスクが一三％上昇する」

これは、一〇万七〇〇〇人の女性を対象にした調査リポートです。

二〇一九年一月、英国医師会雑誌『ＢＭＪ』に掲載され、衝撃が広がっています。

この研究は、全米四〇か所の病院で一九九三年から九八年にかけて女性（五〇～七九歳）一〇万七〇〇〇人の食生活を調査し、その後、平均一八年にわたって追跡調査をおこなった結果をまとめたものです。調査をおこなったのは米アイオワ大学ウェイ・バオ博士らのチーム。

アメリカ人はファストフード好き。「その日食べたもの」を聞いたら三六％がファストフードという報告があるほど。

そして――。『BMJ』誌の記事はショックです。鶏の揚げ物好きは、「食べない」女性にくらべて、死亡率が一三％も高かった。

これら女性は、高齢になってフライドチキンを食べ始めたとは考えられません。

おそらく、若い頃からの食習慣で食べ続けてきたのでしょう。

その結果、死亡率一三％アップ。これは、平均年齢を八〇歳とすると、およそ七〇歳で死亡していることになります。

つまり、フライドチキンを毎日食べていると、約一〇年早死にするのです。

●揚げ物と死亡率、米国初の研究

このニュースを最初に知ったのは、『日刊ゲンダイ』（2019／1／27）の記事から。

タイトルは「揚げ物で寿命が縮む？」。

「……揚げ物は、フライドチキンやフライドフィッシュ、フライドポテトなどです。その結果、（魚や貝など）揚げ物を毎日食べている人は、ほとんど食べない人と比較して、死亡のリスクが七％上昇していました。特にリスクが高かったのはフライドチキンで、一日一回食べているだけで、死亡のリスクは一三％も増加していたのです」（同紙）

一目見てビックリしました。

内容もですが、マスメディアに、こんな大胆な記事が載ったことじたい驚きでした。

「……揚げ物（フライ食品）は、世界で広く食べられている。しかし、長期間にわたる影響は、これまで、ほとんど不明だった。揚げ物と死亡率の関係を調べたのは、アメリカでは本研究が初めてである」（論文執筆者）

一〇万人以上を対象にしたこの大がかりな研究は、世界初の試みといってよいでしょう。研究に協力した女性たちは、一二二種類もの食品について、アンケート調査に各々摂取量、頻度などを詳細に回答しています。

さらに、同研究では「教育水準、収入、エネルギー消費、食事の質など、死亡率に関係する要素も考慮した」という。

また、「揚げた魚や貝を毎日食べる女性のばあい、死亡率が七％高まる」という。

●日本メディアは沈黙したまま

衝撃ニュースは、ＣＮＮでも流されました。

「……揚げた鶏肉や魚を定期的に食べる人は、ガンを除いた死亡リスクが高まる、との調査結果が明らかになった。閉経後の女性を対象とした調査がアメリカで行われた」（ＣＮＮ）

しかし、日本のメディアは沈黙したままです。他メディアが、この衝撃ニュースを報道した形跡はありません。テレビでは、皆無でしょう。

フライドチキンといえば、真っ先に思い浮かぶのが、ケンタッキーフライドチキン（ＫＦ

C）です。あのカーネル・サンダースの像でおなじみ。

「……フライドチキンを主力商品としたファストフードチェーン店を運営するアメリカ合衆国の企業である」「世界規模で展開し、世界で初めてフランチャイズ・ビジネスを創始した」(Wikipedia)

マクドナルドと並ぶ、アメリカ二大ファストフード企業です。

今回、公表された研究の論文執筆者は、次のようなただし書きを付けています。

「……世界各地で、揚げ方や油など異なるので、今回の研究結果が世界的に適応されるわけではない」

これこそ、食品業界への慎重な配慮というしかない。

一〇万七〇〇〇人もの対象者たちが食べた揚げ物も、さまざまな揚げ方、調理法で作られたものであることはまちがいなく、そう考えると、この理屈には無理がある。

フライドチキンやハンバーガーは、別名〝ジャンクフード〟（クズ食品）と呼ばれる。

これは、「食べれば体によくない」という意味。そもそもジャンクな食べ物なので、食べれば寿命が縮むのもとうぜんです。

それが『ＢＭＪ』論文で、医学的・疫学的に明らかにされた、ということです。

日本人のから揚げ好きは、もはや中毒

●子どもも大人も大人気の国民食

この「フライドチキンで一〇年早死に」のニュースに、青ざめた母親も多いでしょう。

子どもがケンタッキーを食べていないからといって、安心はできません。

さらに身近なフライドチキン……そう、から揚げです。

これも、れっきとしたフライドチキンです。

日本の子どもたちは、みんなから揚げ大好きです。消費量からいえば、ケンタッキーフライドチキンよりこちらのほうがはるかに多い。

それは、子どもに限らない。大人もから揚げに目がない。酒の肴に、ビールのつまみに、ハマっているひとも多い。ごはんのおかずにも最適。から揚げ弁当も、安くてうまくて人気です。

から揚げは、いまや日本人の国民食といってよい。それほど人気がある。

●から揚げ消費量は年二二〇億個超

日本人のから揚げ好きは、想像以上です。

「……実は日本のから揚げ消費量は、年間で220億個以上にも上るそうなのです！」（『MA

G2NEWS』サイト）

一人あたりでは、年間二四〇個もから揚げを食べている……！（日本唐揚協会）

わたしみたいに一個も食べない人もいる。

だから、毎日、から揚げをモリモリ食べているひとがゴロゴロいるはず。

このようなから揚げ大好き人間を、〝カラアゲニスト〟と呼ぶそうです。

さらに、「日本唐揚協会」なる団体が存在することにもビックリ。

さらに業界では「から揚げ強化月間」なるキャンペーンも展開されている。

二〇一八年、冷凍食品大手のニチレイフーズと日本唐揚協会は、一〇月を「強化月間」と指定した。

それに合わせて、全国の一般消費者一万三九九二人とカラアゲニスト三三〇名を対象に、「鶏の唐揚げ」に関する意識・実態調査『全国から揚げ調査２０１８』を大々的に実施。

その結果、都道府県別の「唐揚げ消費量」そして「好きな部位」が判別したという。

●年に一〇〇〇個！　カラアゲニスト

ここで登場する〝カラアゲニスト〟なる方々。いったい、どんなひとたちでしょう？

「日本唐揚協会が実施しているから揚げ検定の試験に合格し、普段から、から揚げを愛し、から揚げの魅力を広く発信していただいている会員です。会員数は約一〇万人（二〇一八年四月

現在）」（同協会）

なんともほほえましく、愛すべきひとたちなのです。カラアゲニストは、その約四倍（約一〇〇〇個）を食べているが、

「国民一人あたり年に二四〇個を食べていた！」（同協会）

「……この調査は、成人男女（二〇〜七九歳）を対象にしており、唐揚げ食べ盛りの一〇代の回答が含まれていないため、じっさいの消費個数は、さらに上回ると思われます」（前出『MAG2NEWS』）

●専門店も七年で三・四倍増

日本人のから揚げブームを裏付けるのが、専門店の急増です。

店舗数は、二〇一一年の四二〇店舗から、わずか七年で一四〇八店と三・四倍に拡大。

「……お弁当だけでなく、夕食シーンにも利用できる冷凍食品の唐揚げがヒットしたことや、スーパーやコンビニエンスストアで気軽に購入できるようになったことなど、消費者が唐揚げを夕食や昼食のみならず、おやつやおつまみと、幅広いシーンで利用していることが今回の結果の背景にあるといえます」（同）

「全国から揚げ調査」の各種結果を見てみましょう。

まずは、一か月の消費量の都道府県別ランキング。

トップ3は、一位：青森県（三二・〇個）、二位：大阪府（三〇・九個）、三位：福岡県（二九・九個）。もっとも少なかったのは愛知県で、一位の半分以下でした。

「好きな部位」は、「もも」（八五・八％）、「むね」（四四・四％）、「手羽先」（三七・五％）……という順位。

さらに、「唐揚げのイメージ」は……一位：「家族で楽しめる」（四四・八％）、二位：「家族が好き」（四四・七％）、三位：「メインのおかずに」（四二・九％）（重複回答）。

これは、家族全員でから揚げを食べていることを示す。

から揚げに舌つづみを打っている家族が日本中にあふれている、ということです。

興味深いのは、から揚げの衝動買い……。

思わず、気づいたら買っていた。なんと、全体では六二・五％が「衝動買い」の経験アリ。とくに、五〇代女性（七四・五％）、四人に三人が「思わず手を出して」いる。つづいて四〇代女性（六八・五％）、三〇代（六七・八％）……。

これぞ、から揚げの魔力！　もはや日本人は、から揚げ中毒におちいっている。

●青森九年連続短命の理由

さて——。から揚げ消費量一位が、青森県であることに注目。

じつは、青森県は短命県として知られる。それも、ワースト1を連続九年も更新しているのです……。その理由は七つ——（『週刊新潮』調べ）。
①早朝から行列ができるほど超濃厚スープの朝ラーメン好き。
②「野菜を食べている」というが、中身はほとんど漬物だけ。
③カップめん全国一位。スーパー売り場は野菜売り場の四倍。
④漁師も新鮮な魚は食べずに、三六五日カップめんを食べる。
⑤塩じゃけに醤油、漬物に醤油、すじこにも醤油とかけすぎ。
⑥とりわけ、弘前市周辺はガン死亡率も全国ワースト1……。
⑦豪雪地帯だから冬場はとくに「外出しない」「運動しない」

これに、今回の調査で八番目の理由が判明した。
それが——。
⑧一人当たりから揚げ消費量が、月三二個と全国一位である。

〝チキンはヘルシー〟は、幻想だった

●日本は一〇倍超の肉食国に

フライドチキン、から揚げで寿命がちぢむ——。

■日本人１人あたりの食肉消費量（年間）の変化です

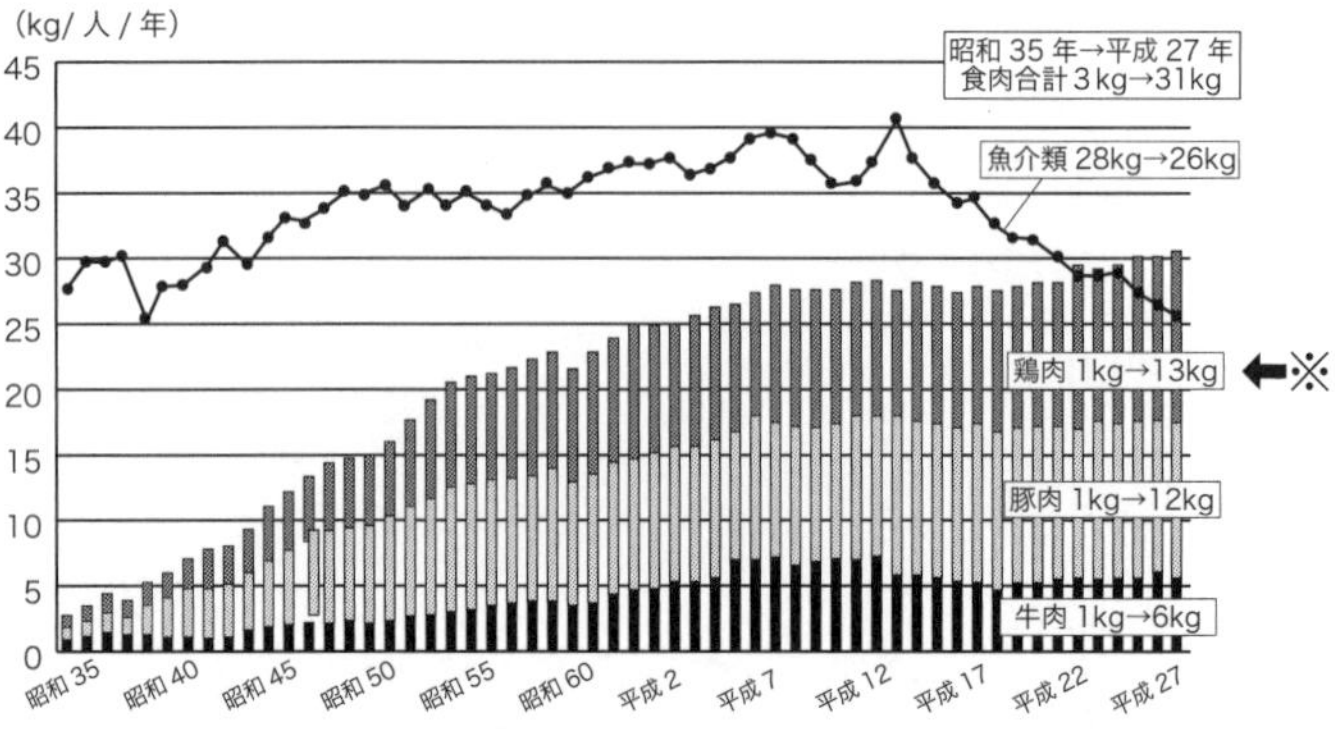

グラフ１　年間１人当たりの食肉消費量の推移

出典：農林水産省「食料需給表」
注：重量は純食料ベース

このニュースに裏切られた気分になったひとも、多いでしょう。

「チキンはヘルシーと聞いてたけど……」

こう信じて、牛肉や豚肉をさけ、鶏肉にきりかえた家庭も多い。

それは、数字からも明らかです。鶏肉が食肉消費の主役になっているのです。

グラフ1は、日本人一人あたりの食肉消費量の変化です。

昭和三五年（一九六〇年）にくらべて、平成二七年（二〇一五年）では、食肉全体で三キロから三一キロと一〇倍強に増えています。五五年間で、日本人は一〇倍以上も肉を食べる〝肉食〟民族に大変身したのです。

ちなみに魚介類の消費は、五五年前よりも減っています。

二〇一五年には、国民一人あたり、牛肉六

キロ、豚肉一二キロにたいして鶏肉一三キロと、食肉ではトップになっています。

「……鶏肉は、牛肉や豚肉とくらべて安価でヘルシーなイメージがあるため、消費者の低価格志向や健康志向により人気が高まっています。長年不動の一位であった豚肉を抜いて平成二四年（二〇一二年）以降、日本でもっとも食べられている食肉となっています」（『畜産産業振興機構』サイト）

『鶏肉ヘルシー』は完全な誤解ですね」と断言するのは山田豊文氏（前出）。

「リンが多すぎます。カルシウムとのバランスが悪いですね」

それはどういうことか？

「摂取する理想のカルシウムとリンの比率は〇・五五。約二対一ですね。ところが肉はリンが多すぎる。中でも、いちばん悪いのが鶏肉です。リンが七〇倍！　それでなくても、日本人は食品添加物でリンをとりすぎています。鶏肉はリン過多を悪化させるのです」

山田氏に言わせれば、「ミネラルバランスは生命の比率。命にとって、もっとも大切なもの」なのです。

●一日一食、ヴィーガンの暮らし

それにしても、日本人がいつのまにか肉食民族に変わってしまったことに、おどろきます。

ベジタリアンのわたしは、食肉消費はほとんどゼロです。

この三〇年ほどお肉屋に行ったことはありません。スーパーの肉売り場も完全スルーです。自宅では完全菜食（ヴィーガン）です。今は、卵も買いません。牛乳やチーズ、ヨーグルトもゼロ。代わりに豆乳を使い、ヨーグルトを作ったりしています。

それで、一日一食、手作りです。

だから、一日の食材費は一〇〇円ほどです。超シンプルライフですね。

ただし、外出して友人との付き合いなどでは、相手に合わせています。旅館に泊まったときなどは、出された料理は、お肉でもありがたくいただきます。

まあ、ハレの日みたいなものですね。

それでも、肉を食べない……というと、相手はあぜんとして、わたしを見つめます。

「だいじょうぶですか？　立ってられます？」

若い後輩で、こう言ったヤツがいました。思わず、吹き出してしまいます。

「肉食べてないのに、よくこんなに肉がついているなぁ」

わたしの鍛えた太い腕をさわって、感心しながら、首をふった先輩もいました。

あきれて、こう返したものです。

「牛をごらんなさい。草しか食べてないのに、立派な肉がついているでしょ！」

「あッ……なるほど、そうか（笑）」

人類はいまだ、ほとんどのひとが、このように「常識」に〝洗脳〟されているのです。

フライドチキン、から揚げで早死にする一〇の理由

フライドチキンやから揚げで寿命がちぢむ理由を、かんたんに説明します。

●反論できない証拠《エビデンス》

①肉食の害：腸で悪玉菌のエサになり猛毒物質を発生

牛肉も豚肉も鶏肉も、肉であることに変わりはありません。

漢字の「腐る」という字が、肉食の害のすべてを物語ります。

「府」の中に「肉」が入ると「腐る」と、この字は教えてくれているのです。

「府」とは「腑」の略。五臓六腑とは聞いたことがあるでしょう。

「臓」とは中身の詰まった臓器のことです。肝臓、腎臓などがそれです。「腑」とは、中身が空洞の臓器……すなわち消化器系を指します。そこに、「肉」が入る。すると「腐る」。

そのカギとなるのが腸内細菌です。腸内には三種類の菌が棲みついています。

善玉菌、悪玉菌、そして日和見菌《ひよりみきん》です。その比率は二対二対六くらいの割合です。

そして、腸内に肉など動物たんぱくが入ってくると、それを悪玉菌が猛烈に食べます。

肉など動物たんぱくは、悪玉菌の大好物なのです。

肉類を食べた悪玉菌は大増殖し、その分解物であるインドール、スカトール、アミン類、アンモニアなどの有毒物を大量に放出します。

これらは猛毒物であり、かつ発ガン物質です。

それが腸壁を刺激するため、まず大腸ガンが多発します。アメリカに渡った日系三世の大腸ガン死亡率は母国日本の五倍にもたっする。それは、肉食中心のアメリカ型食生活のためです。

②血液は酸性に：活性酸素（酸毒）で万病の原因になる

動物たんぱく質を摂取すると、それを消化する過程で体液が酸性にかたよります。

肉や牛乳が消化される途中で、酸性物質（酸毒）に変わるからです。

人間の体液の理想的なｐＨは、弱アルカリです。体液が酸性にかたよると、血中に活性酸素が増えます。活性酸素は、強烈な酸化力があります。それは万病、老化のもとです。

体の組織や臓器を酸化して、炎症を起こすのです。ほとんどの病気は「××炎」と呼ばれることに気づいて下さい。

つまり――**肉食↓消化↓酸毒↓体液酸性化↓活性酸素↓炎症↓万病の原因**

③血流障害を起こす：交感神経の緊張で毛細血管が収縮

動物たんぱくの消化過程で発生する酸毒は、血液ｐＨを酸性（アシドーシス）にかたむけます。酸性に強くかたむくと、死に至ることもあります（酸血症）。

だから血液の酸性化は、身体にとって危機的状況なのです。このとき、交感神経は緊張し、血管は収縮します。さらに、赤血球は、互いにくっついてしまいます（連銭結合：ルロー）。

人体の血管の約九五％は、太さが五～一〇ミクロンという細さです。

それにたいして、赤血球の直径は約七～八ミクロン。どうやって、自分より細い毛細血管を通り抜けるのでしょう？

赤血球は、自分の体をモチのようにおりたたみ、細い血管をすりぬけるのです。

しかし、体液が酸性化して赤血球同士がくっついていると、どうでしょう。

いわゆる血液ドロドロ状態です。これでは、細い毛細血管を通ることは不可能です。

だから、その先の組織や臓器は栄養、酸素不足におちいります。

④細胞は酸欠に：臓器は腐り、壊死《えし》したりガン化する

毛細血管の血流が阻害されると、組織は腐敗し、壊死していきます。糖尿病による失明、四肢の壊死は、こうして起こるのです。さらに恐ろしいのは発ガンです。
「細胞を酸素欠乏状態にすると、その細胞は一〇〇％ガン化する」（オットー・ワールブルグ博士）
血行障害は、壊死、ガンだけではありません。

万病は、この血行障害による末梢循環不全によって発症するのです。

糖尿病が万病のもとと恐れられるのは、このミクロの血行障害のためです。

⑤過酸化油脂の害：強い発ガン性あり。活性酸素も万病のもと

『BMJ』リポート（前出）は、フライドチキンなど揚げ物が体に悪いことを証明しています。

その理由の一つが、油脂の過酸化物質です。

油脂は、空気に触れると急速に酸化していきます。そして、過酸化脂質に変化します。それは、強い発ガン性が確認されています。活性酸素も大量に生成され、万病を引き起こすのです。

⑥発ガン物質アクリルアミド（AA）：油の高温で発生する毒物

揚げ物は、自然界にない温度で食物を調理します。その高温が食品の油脂、たんぱくに作用して、強烈な発ガン物質を生成することが、近年あきらかになっています。

それが、アクリルアミド（AA）です。

これは、フライドチキンに限らず、フライドポテトなど揚げ物食品には、発生量に差はあっても必ず生成されます。揚げ物食品の宿命です。

それらを毎日食べることは、強い発ガン物質を毎日食べているのと同じです。

⑦骨からカルシウム溶出：「脱灰《だっかい》」現象でスカスカ骨粗しょう症に

肉など動物たんぱくをとると体内に酸性物質が発生します。それを中和するため、骨からカルシウムイオンが溶出します。これを「脱灰」といいます。その結果、骨がスカスカの骨粗しょう症となるのです。

⑧毒性アンモニア発生：毒素で肝臓・腎臓が弱り万病の原因に

肉類など動物たんぱくを摂取すると、消化過程で、かならず毒性の強いアンモニアが発生します。それは、肝臓で解毒され尿素に変換され、腎臓でろ過され排泄されます。

動物たんぱく食を毎日食べ続けることは、肝臓、腎臓に大きな負担となるのです。そして、その機能を弱めます。

昔から「肝腎要《かんじんかなめ》」と言うように、解毒・排泄の機能低下はまさに万病、老化の元凶です。

⑨加熱による「糖化」：活性酸素を発生させ、臓器、組織を傷《いた》める

「糖化」とは、変性たんぱくのことです。加熱によりたんぱく質が糖質と結合し、劣化たんぱくになります。それがＡＧＥ（終末糖化産物）です。「糖化」は、体内で必ず酸化状態をつくり、活性酸素を発生させ、体内の臓器・組織を酸化し弱らせるのです。

アクリルアミド（ＡＡ）の発生メカニズムも、この「糖化」作用によるものです。

揚げ物食品には、高熱の油による加熱が不可欠です。

そのときの高熱が、「糖化」を引き起こすのです。これを「メイラード反応」といいます。

⑩危険な油の害：トランス脂肪酸、動物油脂、リノール酸過多……

食用油にも有害なものと安全なもの、大差があります（図2）。

フライドチキンなどファストフードに使われるのは、安価で危険な油です。

最悪なのは加工油脂などに含まれるトランス脂肪酸です。これは、〝キラーオイル〟（殺人油）と呼ばれ、欧米では厳しく規制されています。日本では、まったく野放しです。

つぎに最悪なのは、飽和脂肪酸です。これはラード、ヘットなど動物油脂に多い。

体内で固まりやすく、血管の内側に、アテローム血栓として沈着しやすい。

さらに、リノール酸が多すぎる市販サラダ油（ベニバナ油、コーン油、大豆油など）も、リノール酸過剰になりやすい。すると、アレルギーや免疫力低下、早老などの弊害が出てくる。

もっとも理想的なのは、オメガ3と呼ばれるえごま油、亜麻仁《あまにゅ》油などですが、とても高価なので、市販フライドチキン、から揚げなどに使われることはぜったいありません。

●ケンタッキーも脱肉宣言!?

鶏肉を使わないケンタッキー……！

■食用油にも有害なものと安全なもの、大差があります

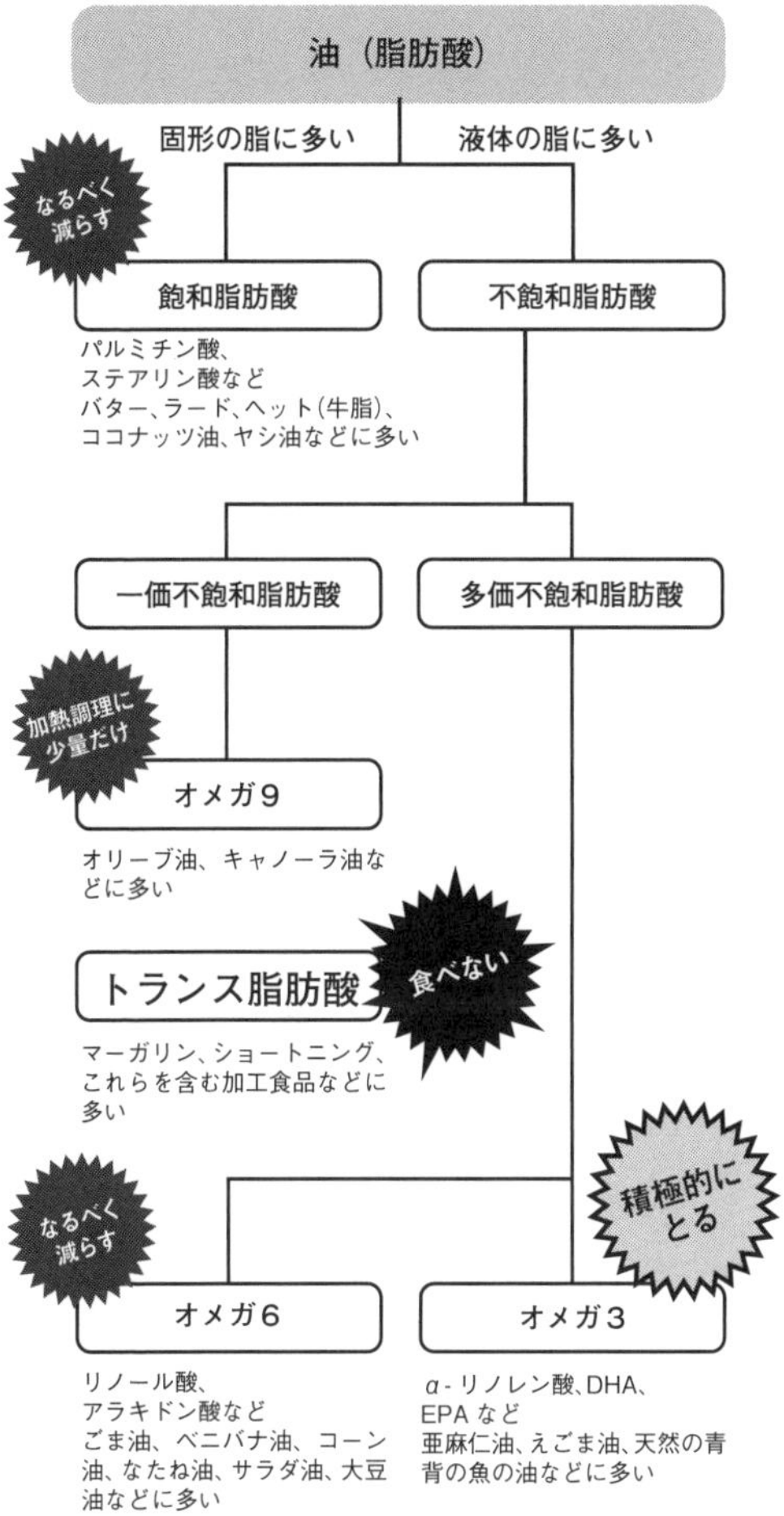
油（脂肪酸）
固形の脂に多い
液体の脂に多い
なるべく減らす
飽和脂肪酸
不飽和脂肪酸
パルミチン酸、
ステアリン酸など
バター、ラード、ヘット(牛脂)、
ココナッツ油、ヤシ油などに多い
一価不飽和脂肪酸
多価不飽和脂肪酸
加熱調理に少量だけ
オメガ9
オリーブ油、キャノーラ油などに多い
トランス脂肪酸
食べない
マーガリン、ショートニング、
これらを含む加工食品などに
多い
なるべく減らす
積極的にとる
オメガ6
オメガ3
リノール酸、
アラキドン酸など
ごま油、ベニバナ油、コーン
油、なたね油、サラダ油、大豆
油などに多い
α-リノレン酸、DHA、
EPA など
亜麻仁油、えごま油、天然の青
背の魚の油などに多い

図２　油（脂肪酸）の種類

出典：『脳と体が若くなる断食力』（山田豊文、青春文庫）

あなたは信じられますか？　フライドチキンで寿命が縮む（『ＢＭＪ』誌）という告発を受け、同社は脱鶏肉を決心したようです。アメリカの一部ＫＦＣ店が「肉を使わないフライドチキン」の販売を始めたのです。

商品名は〝ＢＥＹＯＮＤ（ビヨンド）Ｆｒｉｅｄ　Ｃｈｉｃｋｅｎ〟。パッケージも緑色。この〝偽《にせ》フライドチキン〟は「肉の味や風味、食感を分子レベルで解析して一〇〇％植物原料で再現した新しいタイプの人工肉を使っている」（同社）という。

アメリカでは肉食の危険性に目覚めたヴィーガン（完全菜食）が爆発的に急増中。そして、ついにＫＦＣも植物性の人造肉使用に追い込まれたのです。

第2章　フライドポテトも危ない！

――週二回以上で死亡率二倍に

国際研究チームが解明した衝撃事実

●あなたのお子さんがアブナイ

あなたのお子さんは、フライドポテトが大好きではないでしょうか？

だとしたら、今日からすぐにやめさせることです。

「……週に二回以上食べるフライドポテト好きは、二倍早死にする」

この報告は、マック通いの家族にとってショックでしょう。

ハンバーガーとフライドポテト。これは切っても切れない名コンビです。

フライドチキンは、毎日食べると死亡率が一三％悪化し、寿命は約一〇年ちぢむ。

これだけで、あなたはケンタッキー（ＫＦＣ）に行く気が失せたはずです。

から揚げ大好き家族もドン引きでしょう。

ところが、このフライドポテト・ショックは、そんなもんじゃない。
なにしろ、わずか週に二回食べるだけで死亡率二倍ですから、ハンパじゃない。

●四か国研究チームの新発見！

警告するのは、やはり同じ医学誌『ＢＭＪ』です。
「……（同誌によると）二〇一七年の研究では、フライドポテトを毎週二回以上食べる人は、食べない人より、早期に死亡するリスクが二倍になる可能性が示唆されていた」（『ＣＮＮニュース』２０１９／１／27）
研究を行ったのは、アメリカ、イギリス、イタリア、スペインの研究チーム。
コホート研究で集計されたデータを解析した結果、衝撃事実が明らかになった。
「……油で揚げたフライドポテトなど、ジャガイモ料理を週に二回以上食べていると、食べない人と比べて、死亡リスクは約二倍上昇することが判明した」（同チーム）
研究を指揮したのは、イタリアのブレシア大学医学部ルイジファンターナ博士らの研究グループ。このショッキングな論文は、「米国栄養学会」（ＡＳＮ）が発行する科学誌『American Journal of Clinical Nutrition』に発表された。
研究チームはまず、男女四四〇〇人（四五～七九歳）をリストアップ。八年間にわたり、全員の「食習慣」「健康状態」を追跡調査した。

その内容は食事に関する詳細なアンケート調査や健康データ。そして、調査期間中に二三六名が死亡した。

●死亡リスク一・九五倍に上昇

この一連の調査研究で、フライドポテトのショッキングな有害性が判明したのです。

チームは「食習慣」の中で、ジャガイモ摂取についても徹底調査。「茹でたもの」「揚げたもの」など、料理方法によって分類した。

「……ジャガイモの食べ方を問わずに分析したところ、ジャガイモを週に三回以上食べたグループと、月に一回以下しか食べないグループを比べると、死亡リスクに差はなかった」（同論文）

ところが――。

「……ジャガイモの『食べ方』によってデータを解析したところ、フライドポテトやポテトチップス、ハッシュブラウンズなど、『油で揚げた』ジャガイモ料理を毎週二～三回食べている人は、食べない人に比べると、死亡リスクは一・九五倍に上昇した。三回以上食べる人のリスクは、さらに高くなった」（同）

第一容疑者〝殺人オイル〟トランス脂肪酸

●犯人はトランス脂肪酸か？

しかし、ポテトフライを週に二〜三回食べただけで二倍死ぬとは、ただごとではない。そもそも、ジャガイモはビタミンCも豊富な健康食品。毎日でも、食べたほうがよいくらい。それが、油で揚げただけで、食べた人を二倍も〝殺す〟猛毒食品に変化するとは……。ミステリーです。

四か国の合同研究チームも、首をひねるばかり。

「……死亡リスクとの関連は、揚げたジャガイモに限られている。しかし、その関連性が何によるものかは不明だという。可能性として考えられるのは、フライドポテトなどに含まれる『トランス脂肪酸』だ」（『糖尿病ネットワーク』サイト）

容疑者として浮上したトランス脂肪酸とは？

トランス脂肪酸の別名は、〝キラーオイル〟。つまり、〝人殺し油〟なのです。

●殺人オイルは全身を蝕む

『トランス脂肪酸から子どもを守る』（共栄書房）の著者、山田豊文氏の解説です。

「……トランス脂肪酸は、主に水素添加という方法で、液体状の油（植物油）を固形状（硬化油）に変えるさいに発生する物質です。この方法で製造されたマーガリンやショートニングのほか、これらを使った食品などに多く含まれます」

それは、水素を加えて加工した〝人工オイル〟で、自然界には存在しません。

食用油の欠点のひとつが、酸化でした。いわゆる〝油焼け〟。酸化物は油を劣化させるのです。そこで、酸化しにくい人工アブラとして開発されたのがトランス脂肪酸です。

ナルホド……トランス脂肪酸オイルは長期間放置しても変化しない。

そのため、ついたあだ名が〝プラスティック・オイル〟。

この不自然な人工油脂が、体内に入ると予想外の毒性を発揮するのです。

アメリカでは、戦後だけでも約二〇万人が、この〝人殺し油〟で死亡したと見られています。

「ありとあらゆる臓器や組織がトランス脂肪酸の餌食になってしまう」（山田氏）からです。

具体的には――。

①脳の障害：記憶、学習、感情、行動等が異常になる。

②生殖異常：不妊や妊娠・出産トラブルを引き起こす。

③発ガン性：大腸ガンなど、様々な発ガン要因となる。

④各種疾患：糖尿病、潰瘍性大腸炎、うつ、認知症等。

⑤心臓病：早くから被害例が、数多く報告されている。
⑥動脈硬化：悪玉コレステロールで、動脈硬化を加速。

これほど毒性の強いアブラが野放しだったことが、信じられない。

●カナダは製造・販売を禁止

これら毒性は世界中で問題になり、製造・販売禁止など厳しい規制が設けられています。

カナダ：トランス脂肪酸を含んだ食品の製造・輸入販売を禁止（二〇一八年九月～）。
米国：食品医薬品局（ＦＤＡ）が、全国規模で規制スタート（二〇一八年六月～）。
デンマーク他：トランス脂肪酸含有量などの規制実施（その他、スイス、オーストリア、シンガポール、台湾、タイ、アルゼンチン、ベルギー、ギリシャ、アイスランド、イスラエル）。
韓国：トランス脂肪酸の含有量表示を義務化（その他、中国、香港、ブラジル）。
ＷＨＯ（世界保健機関）：二〇二三年までに、世界全体でのトランス脂肪酸の根絶声明。
日本：表示義務も、含有量規制もなし。

日本だけが、表示もナシ。規制もナシ。悲しいほどに世界に立ち遅れています。

これは、無知・無関心で発言も行動も起こさない国民にも責任があるのです。

揚げ物に〝強い発ガン性〟アクリルアミド（ＡＡ）

●ついに真犯人ＡＡ現る

しかし、フライドポテトを〝毒ポテト〟に変えた犯人がトランス脂肪酸だけとは考えにくい。高温油で揚げたジャガイモだけが、食べた人を二倍〝殺して〟いる。油だけでなく、ジャガイモにも、なにか要因があったはずです。

そこで真犯人として浮上したのが、「アクリルアミド」（ＡＡ）です。

この有毒物は、高温の油で揚げたポテトチップスやフライドポテトなどの食品から高濃度で検出されています。

ついに真犯人が現れました。

むろんトランス脂肪酸の毒性も無視できません。こちらは、従犯といったところでしょう。

「ポテトフライをよく食べる女性に乳ガンが多い」

これまでも指摘されてきました。その因果関係が、ＡＡの存在で解明され大騒動となったのです。

子どもや若い人たちに大人気のフライドポテトやポテトチップス、スナック菓子から、強い発ガン物質ＡＡが検出された。そのニュースに世界はパニックとなりました。

●高熱油と炭水化物から生成

発端は、二〇〇二年五月一七日、英国食品基準局（ＦＳＡ）の突然の公表から始まります。

「……ポテトや穀物を油で揚げた料理に、発ガン物質が多量に含まれる」

その発ガン物質こそ、「アクリルアミド」（ＡＡ）です。

実験は、Ａ：生ポテト、Ｂ：ボイルド（茹でた）ポテト、Ｃ：揚げポテト（オリーブ油で一五分加熱）の三つを比較した。

この結果、Ａ、Ｂには、アクリルアミドはまったく確認されなかった。

しかし、Ｃだけ大量に発生していることが発見された。その後、研究で次のことが判った。

「調理の温度が高いほど、時間が長いほど、発ガン物質ＡＡの含有量は増える」（ＦＳＡ報告）

「炭水化物（デンプンなど）をふくむ食品を、高温で揚げたり、焼いたりすると、ＡＡが合成される」（ストックホルム大学）

●発ガン性工業原料がなぜ？

ポテトチップスなどから大量に検出されたこの発ガン物質に、研究者たちは衝撃をうけます。

なぜなら、そもそもアクリルアミドは化学工業原料。接着剤やプラスティック製造現場で使用されている薬剤です。化学工業の現場では、お馴染みの原料です。

その「毒性」もはっきりしています。「強い発ガン性あり」。国連機関の国際ガン研究機関（ＩＡＲＣ）は、「発ガン強度」を、五段階で上から二番目（２Ａ）にランク付けしています。

これは、ディーゼル排ガスなどと同じ。ラットへの投与実験では、乳ガン、子宮ガンが発症しています。

さらに急性毒性として、多量に吸い込むと、「目の粘膜炎症」「手足のしびれ」「意識障害」などを起こすと警告されています。

工場労働者に中毒事故が続発し、その毒性が注目されたのです。

二〇〇℃超！　高温の油料理こそ反自然

●安全基準の一二八〇倍検出

ここで、研究者たちは頭をひねります。

化学工業原料の毒性物質が、どうしてポテトチップスなどから検出されたのか……？

ちなみに、ＷＨＯ（世界保健機関）は、工業原料の水質汚染基準を定めています。ＡＡには、飲料水中の安全基準値が厳しく設定されています。

その濃度を超えると、明らかに人体への有害性が懸念されるのです。

■AAは高温油で揚げたポテトチップスなどから高濃度で検出

①ポテトチップス	3.544 — 0.467
②かりんとう	1.895 — 0.084
③フライドポテト	0.784 — 0.512
④ほうじ茶	0.567 — 0.519
⑤コーンスナック	0.535 — 0.117
⑥フライドオニオン	0.428
⑦カレー粉	0.423
⑧アーモンド	0.324
⑨ビスケット、クッキー	0.302 — 0.124
⑩クラッカー	0.302 — 0.053
⑪麦茶	0.270 — 0.256
⑫コーヒー	0.231 — 0.151

表3　食品1グラム中のアクリルアミド（AA）

単位＝マイクログラム、国立医薬品食品衛生研究所食品部の分析結果
出典：『東京新聞』2002年11月17日

ところが——。

英国食品基準局（FSA）の実験では、ポテトフライ等から、WHO水質基準値の一二八〇倍もの高濃度のAAが検出されたのです。とりわけ、フライドポテトとポテトチップスに生成・残留しているAAが、ケタ外れに高濃度でした。

理由は二つ。まず、高温油で揚げられているから。さらに、ジャガイモにはAAに変わりやすい成分を多く含む。

日本でも実験を行うと、同じ結果が出ました（**表3**）。

ポテトチップスから一グラム当たり最大三・五マイクログラムを検出。フライドポテトからは〇・八マイクログラムのAAが検出されたのです。（※マイクロ：一〇〇万分の一）

●高温の揚げ物料理は不自然

すでに二〇〇二年、飲料水の安全基準値の一二八〇倍もの発ガン物質ＡＡが、ポテトチップスから検出されているのです。

ちなみに、この事態を受けてドイツ政府は、ＡＡの食品含有量を一グラム当たり一マイクログラム以下に規制しています。

しかし、日本で売られるポテトチップスには、その三・五倍も残留しているのです。試算では、日本人の一日あたりＡＡ摂取量は、成人で最大約四〇マイクログラムにたっすることが判明しています。

わたしは、二〇〇七年執筆の『知ってはいけない!?』（徳間書店）で警告しています。

「……カウチポテト族やファストフード店の常連は大きなリスクにさらされている」「水の沸点は一〇〇℃、油料理は約二〇〇～四〇〇℃。揚げ物料理じたいが不自然なのです」

これら一連のＡＡ騒動に対して、スウェーデン政府は以下の二点を国民に勧告しています。

（1）できるだけ揚げ物料理をさける。

（2）野菜や繊維質の多い穀物をとる。

まさに、そのとおり。同政府の国民の健康への配慮は正しい。そして日本政府は知らぬふりです。

フライド〝毒ポテト〟禁止こそ正しかった

●フライドポテト禁止が正解

二〇〇二年の時点でWHOは、フライドポテト〝禁止勧告〟を発令すべきだった。

つまり、ジャガイモを高熱油で揚げることの禁止です。

すると、ポテトチップスもフライドポテトなども、地上から消え失せます。

消えてとうぜんな食物でした。強い発ガン物質が生成された〝毒ポテト〟だからです。

しかし、WHOは、禁止という強行措置はとれなかった。

その理由は明白でしょう。

マクドナルドなど超巨大な多国籍企業が国連に圧力をかけたのは、まちがいないはずです。

アクリルアミド騒動が勃発した一七年前に、国連は決断すべきだった。

「ジャガイモの揚げ調理」禁止勧告をしていれば……。

その後に禍根を残すこともなかったはずです。各国政府も、禁止すべきだった。

そうすれば、致死率二倍……という恐るべき〝毒ポテト〟が、マックなどで売られることもなかった。家族みんなで、知らずにつまんで食べて、大切な命を落とす。

そんな悲劇も起こらなかったはずです。

●今日から家族全員ボイコット

二〇一七年、米、英、伊、スペインの研究チームは、「週二回、フライドポテトを食べた人は二倍死んでいる！」という衝撃事実を突き止め、困惑しています。

〝毒ポテト〟発覚から、このときまで一五年……。まさに、失われた一五年です。

このあいだに、どれだけの人命が、失われたことでしょう。

今からでも遅くありません。国連はフライドポテト禁止令をすみやかに行うべきです。

各国政府も、禁止措置をこうじるべきです。

紹介したように、カナダ政府はトランス脂肪酸の関連食品に対して製造販売を全面禁止しています。「国民に〝毒〟を与えるわけにはいかない」。とうぜんです。

アクリルアミド（ＡＡ）を高濃度に含む〝毒ポテト〟禁止も、同じです。

しかし、言うは易し。とりわけ、世界でもっとも国民の命を黙殺するわが国政府に望むのは、木に登って魚を求めるようなもの……。

なら、自分の身は自分で守るしかありません。

まず――。今日この瞬間から、フライドポテトはぜったい食べない。完全ボイコットです。

子どもが「イヤだあ」と言ったら、この本の見出しだけでも読ませなさい！

第3章　揚げ物大好き家族はヤバイ！
――全員早死に。強力な発ガン物質でやられる

魚フライなど毎日食べると死亡率七％増

●アクリルアミドが断トツ危険

「……魚や貝のフライを毎日食べる人は、食べない人より七％死亡リスクが高まる」

これも医学誌『ＢＭＪ』（前出）の警告です。

フライドチキンと同じ研究です。ケンタッキーなどチキンなら死亡率は一三％高まり、魚や貝フライなら七％とリスクは約半分になるわけです。

揚げ物の具材で、死亡率は変わってくるのですね……。

とはいえ、やはり揚げ物で死亡率アップは、変わりない。

それにしても、具材がジャガイモになると、死亡率二〇〇％というのはスゴすぎる。

中身が動物でなく植物なのに、どうして……？

その元凶がアクリルアミド（ＡＡ）であることは、第2章で解説しました。

●「揚げる」「焼く」高熱で糖化

自宅でてんぷらやフライ料理をつくる場面を想像してみましょう。

たとえば、アジフライ。まず、アジの切り身に小麦粉を付ける。つぎに、溶いたタマゴに浸して、つぎにパン粉をまぶす。そして、熱々のてんぷら油にジャーッ……。

ここで魚にふった小麦粉もパン粉も、炭水化物です。

それが魚の衣となって、高温の油で一気に加熱される。こうして、外はサクサク、中はジューシーな美味しいアジフライができあがり。

ここで注目は、衣の炭水化物です。

発ガン物質生成メカニズムを思い出していただきたい。

「……炭水化物をふくむ食品を高温で揚げたり、焼いたりすると生成される」（ストックホルム大学）

つまり、「炭水化物」×「高温」で、発ガン物質ＡＡは発生するのです。

そのメカニズムの第一歩が、「糖化」です。

●理想食は「茶」から「緑」へ

「揚げる」「焼く」などの高熱を加えると、炭水化物が熱で変化します。

これが「糖化」です。

「糖化」は、見た目でもわかります。

たとえば、カラメル。白い砂糖をナベで煮つめていくと、しだいに茶色のアメ状に変化していきます。茶色になったのは、糖分が加熱で「糖化」したからです。

白米をナベで炊くと、うっすら茶色いオコゲができます。これも「糖化」です。

カレーをつくるとき、まず玉葱のみじん切りを炒めてきつね色にします。これも「糖化」、つまりメイラード反応です。

トンカツやてんぷらが茶色や黄色にしあがる。それも、メイラード反応で「糖化」物質AGEが生じたからです。

一昔前は、「オコゲには発ガン性がある」といわれてきました。

それは、根拠がないということで落ち着いたのですが……。

じつは、この食物成分の加熱反応AGEは、やはり、体によくないことが判ってきたのです。

最近よく、健康によい食事は――「茶」から「緑」へ――といわれます。

「茶色」は、揚げ物中心の食生活です。

「緑」はいうまでもなく野菜中心です。

メイラード反応で生じるＡＧＥの毒性をかんがえると、やはり正しい食の指針です。

加熱による「糖化」（ＡＧＥ）が万病を引き起こす

●近年、医学界で注目される

アジフライにかぎらず、すべての揚げ物に〝衣〟は欠かせません。
トンカツ、ハムカツ、エビフライからカキアゲまで……。
衣のない揚げ物料理は、素揚げくらいでしょう。それでも、高温による「糖化」はさけられない。

この「糖化」が万病を引き起こす……というから、聞き捨てならない。

「……近年、医学界で注目を集めているのが『糖化』（ＡＧＥまたはＡＧＥｓ）です。この糖化も酸化と並んで病気を引き起こす因子として、一躍クローズアップされました」（鶴見隆史医師『最高の食養生』評言社）

「糖化」とは、たんぱく質と糖質が結合して、たんぱくが劣化することです。

「……ブドウ糖がたんぱく質に結合するときに、時間とともに数回にわたってブドウ糖の構造が変わり、初期には（もとにもどる）可逆性だったものが、後期には結合が強くなって離れなくなります。そして、不可逆性の終末糖化産物（ＡＧＥなど）になります」（同）

■こうして万病の原因“AGE”が生まれる

血糖（ブドウ糖）／油 ＋ タンパク質

↓

体のタンパク質の機能が変化する

茶色く変色し、硬く、もろくなる

↓

人体にとって、“毒性100%”の有害物質である

AGEs（糖化最終生成物）ができる

↓

細胞劣化により老化を早め、
生活習慣病をはじめ、さまざまな疾患の原因となる

図４　糖化の仕組み
出典：『月刊ザ・フナイ』2017年4月号（vol.114）

●糖化は活性酸素を増やす

「終末糖化産物」（ＡＧＥ）とは、わかりにくい表現です。何でしょう？

「……たんぱく質の糖化反応によって作られる生成物の総称であり、身体のさまざまな老化に関与する物質と言える」（Wikipedia）

活性酸素による身体の酸化は、老化の大きな原因です。

同じように「糖化」も、老化に関係しているのですね。

ＡＧＥとは、英語名〝Advanced Glycation End Product〟の略称。「終末糖化産物」はそれを直訳したものです。ちなみにＡＧＥｓは、その複数形です。

〝Glycation〟（グリケーション）とは、酵素反応によらない「糖化」です。

この「糖化物質」（ＡＧＥ）が、どうして病気

や老化を引き起こすのでしょう？

「……糖化物質は、体の中で酸化状態をつくります。それゆえ、糖化物質そのものや体の中で糖化するようなものを食べると、酸化し、すなわち活性酸素の〝毒〟にみまわれることになります」「糖化は必ず酸化をもたらし、活性酸素を強烈に増化させます。糖化は『現代の食と病』の問題で、学んでおかなければならない必須のテーマです」（鶴見医師）

発ガン物質アクリルアミド（AA）も「糖化」でできる

●加熱糖化、メイラード反応

一九一二年、世界で初めてこの「糖化」現象を発見したのが、フランスの化学者、ルイ・カミーユ・メラールです。それを英語読みすると〝メイラード〟。そこから、「糖化」反応は「メイラード反応」と呼ばれます。

この「糖化」が、一躍脚光を浴びた出来事がありました。

鶴見医師は、そのドラマを紹介しています。

「……それは、一九九九年、スウェーデンでの『アクリルアミドＡＡに関する共同研究』の発表です。この研究は九七年頃から開始されていました。ストックホルム大学は、ジャガイモを揚げてつくるポテトチップスやフライドポテトには、ジャガイモを蒸したものとは比較にならないほどのアクリルアミド物質が存在することを確かめました。そして、アクリルアミドは強い発ガン性がある、と結論づけたのです。この発表は世界を驚かせました。その後、イギリス、カナダ、ノルウェー、スイス、アメリカなどの各国は独自に調査しましたが、スウェーデンでの発表が正しいことを再確認する結果となりました」（『最高の食養生』前出）

●最悪AGEがアクリルアミド

ジャガイモを蒸したりゆでたりする温度は、一〇〇℃未満です。

しかし、高熱の調理油は二〇〇～四〇〇℃にもたっします。それで、ジャガイモなど食物を加熱する。すると、高熱による「メイラード反応」で、糖化物AGEの一種アクリルアミド（AA）が生まれたのです。

「……日本でも、二〇〇五年に厚労省が『アクリルアミド濃度を下げる努力が必要』と発表しました。そして、アクリルアミドの毒性を調査するよう指示したのです。糖化物質は、二〇種類以上見つかっていますが、最悪なのがアクリルアミドです。その他『カルボキシメチルリジン』『ベントシジン』『クロスリン』などがあります」（鶴見医師）

●子宮ガン、卵巣ガン、乳ガン

すでに、悲劇は多発しています。

二〇〇七年、オランダでの研究報告です。

「……アクリルアミドの摂取量が多いと、発ガンリスクが高くなる」

調査対象は、六万二〇〇〇人の女性（五五〜六九歳）から無作為に抽出された二五〇〇人。この女性たちを約一一年間にわたって追跡調査しました。

その結果、子宮内膜ガン、卵巣ガン、乳ガンになる率が、アクリルアミドを多くとっていた女性ほど高かったのです。

この決定的研究を受けて、国連も動きました。

その外部機関、国際ガン研究機関（ＪＡＲＣ）は、それまでの五段階評価で上から二番目「ヒトに対する発ガン性が疑われる」としていました。それを、「ヒトに対しておそらく発ガン性がある」と、五段階トップ、最強レベルに変更したのです（二〇一六年）。

政府は業界に遠慮しヤル気まったくナシ

●わが国のＡＡ対策は腰くだけ……

この最凶発ガン物質アクリルアミドの〝毒性〟がいかんなく発揮されたのが、フライドポテトの〝犠牲者〟たちに対してでしょう。

週に二回以上食べただけで、致死率二〇〇％超……。

これほど致死率の高い食品が、ほかにあるでしょうか？

スウェーデン政府は、アクリルアミド被害を防ぐため、「揚げ物をさける」「野菜、穀物をとる」と国民に指示を出しています。それは、アクリルアミドが明白な発ガン物質だからです。

それに対し、日本政府はどうでしょうか？

農林水産省は二〇一三年一二月、食品関連業者に向けて、「食品中のアクリルアミドを低減するための指針」を公表しています。

「本指針は、事業者に対して、対象製品の『原料の調達』、『企画、設計及び開発』及び『製造、加工又は調理』の各段階において、最終製品のアクリルアミド濃度を低く抑える対策及びその対策を実施する際の留意点を提供するものである」

「設備、人員、予算などの状況は事業者ごとに異なるため、本指針で提供する対策を参考に、その実行可能性や低減効果などを考慮して、各事業者が、適切な対策を選択し、食品中のアクリルアミドの低減に自主的に取り組むことを支援するものである」

……なんのことはない。対策は事業者が自主的におこなうべし、とは……。

そして、二〇一六年四月、内閣府食品安全委員会は、「人間への健康影響は明確ではないが、懸念がないとは言えない」というわけのわからぬ最終評価を下しています。

なんとも、奥歯に物が挟まった物言い……。食品業界への配慮がみえみえです。

つまり、政府はのらりくらりで、対策などまったくヤル気ゼロということです。

●国際基準では明確に発ガン物質扱い

対照的に、各国政府はアクリルアミド対策を進めています。

アメリカでは、この「糖化」反応を、数値で表す方式を開発しています。

その単位が「ＫＵ」です。二〇〇四年以降、この単位表示が規制目安となっています。

食品を測定して、およそ一〇〇〇ＫＵ以上が「糖化されている」と判定されます。

五〇ＫＵ以下なら「ほとんど糖化されていない」と見なされます。

このように〝見える化〟することで、国民に実効的な注意喚起を与えているわけです。

そもそも、アクリルアミド（ＡＡ）は工業用品でもあり、日本でも「毒物及び劇物取締法」で「劇物」に指定されています。すでに、工業原料のＡＡを吸い込んだり、接触したりした人の「感覚神経や脳神経に悪影響が出た」という報告もあります。

動物実験でも、「ＡＡの摂取量が多いほど発ガン率が高まる」という研究データがあります。

「揚げ物好き家族は早死にする」わけ

●ＡＧＥ（糖化）に二種類あり

「糖化」には、「外因性糖化」と「内因性糖化」の二つがあります。

①外因性糖化：「焼く」「炒める」「揚げる」「圧力釜」で起こる

これは、調理ではじめから「糖化」している食品です。

「焼く」「炒める」「揚げる」さらに「圧力釜」でも起こります。

いずれも、外部から加えられる高熱が、「糖化」（メイラード反応）を起こすのです。

これら四種類の調理法では、その加熱温度は揚げ物が群を抜いています。

だから、まずさけるべきは揚げ物なのです。

ハム、ベーコンなど加工肉も、外因性「糖化」しています。

パン、パスタ、うどん、ラーメンでも、程度の差はあれ「糖化」は起こります。

「……甘辛い料理（焼き肉のタレ、みたらし団子など）も高いGI値を示します。ただし、『蒸す』『茹でる』『煮る』などの調理では、『糖化』はほとんど起こりません」（鶴見医師）

外因性糖化した食品は、高GI食です。つまり、食べた時、血糖上昇スピードが速い。

GIとはグリセミック・インデックスの略。GI値とは、糖質食の血糖値上昇速度を表す値です。ブドウ糖を一〇〇として、その食品を食べた時の血糖値上昇速度を数値で示します。

単糖類のブドウ糖は、吸収されると血糖値を急激に上昇させます。これに対して、精白されていない玄米などのGI値は低めです。それだけ、血糖の上昇スピードはゆるやかです。

白米など精白度が上がるほど、GI値も高めになります。

血糖値が急上昇すると、それを抑制するため、血糖抑制ホルモンのインスリンが、すい臓から分泌されます。GI値が高い食品ばかり食べていると、すい臓はインスリンを出し続けることに疲弊してきます。こうして、糖尿病を発症するのです。

「……高GI食は、高血糖↓低血糖↓高血糖↓低血糖をくりかえしますが、同時に血中で『糖化』を起こし、その結果、赤血球が連銭結合（ルロー）になるなど、さまざまな問題を起こします」（鶴見医師）

②内因性糖化：体内でも糖化反応が起こる場合がある

これは、体内でメイラード反応を起こして「糖化」するケースです。

具体的には、糖質の多い食物を多く摂取したときに起こります。

糖質は血中へモグロビンと反応して、「糖化へモグロビン」を多量に発生させます。これが、「内因性糖化」です。この物質は、糖尿病の原因物質にもなります。

●〇・七％ずつ細胞に沈着する

ここまで読んで、不安になったはずです。

アクリルアミド（AA）など、「糖化」毒をふくむフライドポテトやポテトチップスなどを食べてしまった！　それは、どうなるのでしょう？

「……『糖化』物質を摂取すると、大半は消化の過程で分解され便になって出ていきます。しかし、一〇%は分解されず吸収されます。吸収されたうち〇・七%は細胞に吸収され沈着します。この量はたいしたことはなさそうですが、積もり積もれば、相当な量になります。年間一〇〇〇回の食事でAGEをためるとなると、大変な量が細胞に沈着していることになるからです。いちど細胞に入ってしまうと、それを排泄する手段は、きわめて少ないとされています」(鶴見医師)

週に二、三回、マックなどファストフード店で、ポテトフライをつまんできたあなた。そこに残留していた発ガン物質アクリルアミドは、〇・七%ずつ、あなたの体内の細胞に沈着しているのです。

食べ続けると、どんな病気になるの?

●ミトコンドリアが破壊される

「……『糖化』した食品を食べ続けると、ありとあらゆる病気になります」(鶴見医師)

具体的には――ガン、骨粗しょう症、心疾患、脳血管疾患、膠原病、認知症、パーキンソン病、神経疾患……などなど。

こうしてみると、最近急増している〝難病〟ばかり。隠れた原因として、揚げ物などに含まれる毒物AGEが悪さをしているのかもしれません。

その他、血管の老化、白内障、壊疽《えそ》、腎臓病、耳鼻疾患……など。

なぜ、フライドポテトなど揚げ物に多くふくまれるAGEをとり続けると、病気になるのでしょう？

その元凶が、細胞内「糖化」です。

〇・七％と少しずつ細胞内に沈着していった「糖化」物質AGEは、なかなか排泄が困難です。

このAGEにより、細胞内の重要成分「ミトコンドリア」が侵されるのです。

ミトコンドリアには、生命エネルギーを産み出す大切な働きがあります。

生きるために絶対に必要な機能です。

一つの細胞には何千ものミトコンドリアが存在し、エネルギーを産み出しています。

ところが、細胞内に沈着・侵入したAGEは、このミトコンドリアを次々に破壊していく。

ミトコンドリア系のエネルギー回路が機能しなくなっていくのです。

それは、全身細胞の生命エネルギーの衰えを意味します。

さまざまな病気に侵されるのも、当然です。

●細胞核がやられ細胞も酸化

細胞内に侵入したAGEの悪さは、それだけでありません。

細胞でもっとも重要な場所は「細胞核」です。

ここには、DNA情報が格納されているからです。

AGEは、最終的に核まで侵していく。つまり、遺伝子情報が破壊される。

その結果起こるのは、発ガンや奇形、突然変異です。

「……『糖化』物質がこわいというのは、細胞核の破壊による細胞のガン化なのです」（鶴見医師）

細胞の疲弊は、ガン化だけではない。

「糖化」物質には、酸化作用があることを忘れてはいけない。「糖化」物質の毒性に加えて、酸化という二重攻撃を、細胞は受けるのです。細胞全体が酸化されると、細胞は酸毒に侵され、病み、死んでいきます。

「糖化」毒は、血管も侵します。それが、血管内「糖化」です。

その血管が、「糖化」毒AGEに侵されていく。すると、血管内側の内皮細胞が腫れて血流が悪くなります。さらに、いちばん狭い毛細血管も狭まり赤血球が通れなくなる。

血管は、あらゆる栄養素、酸素、水分、体温を運ぶ赤血球の通路です。

それが、血管内に侵入した「糖化」毒AGEのために阻害される。

その結果、全身の微小循環が悪化し、万病、ガン、老化……そして、死がその先に待っています。

鶴見医師のアドバイスです。

「……『糖化』は、『酸化』と並ぶ病気の二大原因です。気をつけねばなりませんな。『焼く』『炒める』『揚げる』『甘辛い』は食べず、『煮る』『蒸す』そして『生』を中心にしたいものです」

●医療関係者は目覚めている

日常食品の危険性は、医療・介護関係者のほうが知っているようです。

かれらに「できるだけ控えている食品と理由」をたずねた興味深いアンケート調査があります。対象は九八名と少人数ですが、傾向はわかるでしょう（『マイナビ・ニュース』より、調査：二〇一七年一月一一日〜一三日）。

「食べない」ようにしている食品とは？

(1) カップめん・レトルト食品（四二・九％）

――「塩分過多になる」「栄養が少ない」「カロリー高い」「肥満になりやすい」「リン分をとらないように」「添加物不安」「ビタミンが不足」

(2) スナック菓子全般（四一・八％）

――「無駄に高カロリー」「油と添加物が多い」「おやつは昆布・グミ」「食べ始めると止まら

ない」

（3）揚げ物食品全般（三二・七％）

――「カロリー、油脂過剰」「後処理がめんどう」「胃腸に負担」「酸化油分をさける」

（4）油脂類全般（三〇・六％）

――「取り過ぎはよくない」「使わない食生活は可能」「飽和脂肪酸をとりすぎない」「体調をかんがえ控える」「サラダ油以外を使う」

（5）穀類（御飯、パン、麺など）（一一・二％）

――「炭水化物は太る」「お茶碗半分に」「小麦とらないと体調いい。パンを減らす」

やはり、医療や介護の現場で、さまざまな病人に接し、その食生活をチェックしているからでしょう。

万葉の原因が「食べまちがい」にあることを、かれらは現場から学んでいるのです。

第４章　料理油の選びまちがいは、生きまちがい

——寿命がちぢむ、病気になる、ボケる！

市販サラダ油は、ぜったい使うな！

●奇妙なサラダ油信仰は日本だけ

揚げ物大好き家族の盲点が、もう一つあります。

それが、市販のサラダ油です。

この名称は、昔から耳にしているので、まったく違和感がありません。

しかし、食用オイルを〝サラダ油〟などと呼んでいる国は、世界広しといえども日本だけです。

海外から来たひとは、不思議がるはずです。

なんで食用油を、わざわざサラダ油なんて呼ぶのだろう？

これは戦後、日本国民が、食用油メーカーの〝洗脳〟戦略に、まんまとだまされた一例です。

食用油といえば、スーパーでサラダ油を買う。それがあたりまえ。

そんな家庭が多いはずです。そして、そのサラダ油で、毎日のように揚げ物料理……。

この、日本じゅうでくり返されている日常こそ、最悪です。

フライドポテト好きを二倍〝殺した〟アクリルアミドの毒性だけではすみません。

さらに家族は、まちがった油選びの犠牲になるのです。

●原料と製法で安全性も違う

アブラのとりまちがいは、生きまちがい。家族を早死にさせます。

それにしても、〝サラダ油〟という珍妙な名前……。

発明したメーカーには、ちゃんと狙いがありました。

それは、食用油の原料成分から消費者の関心をそらすためです。

欧米の消費者はちがいます。食用油を買う時、まず何からつくったオイルかチェックします。

アブラは原料と製法で、栄養価も安全性も大きく異なるからです。

「サラダ油を買う」のではなく、「××油を買う」が正しい。

欧米の消費者を見習いましょう。

■動物脂肪を多く食べる国ほど多い心臓病

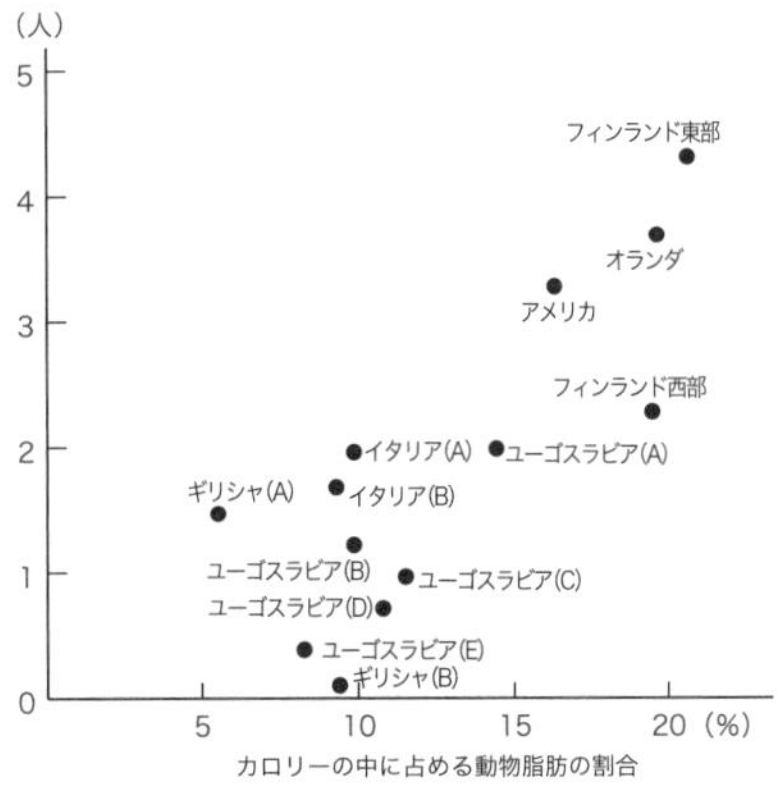

図５　５年間のうちに心臓病を起こした人数（100人あたり）

出典：『いまの食生活では早死にする』

●動物油アウト、植物性セーフ

日本で最初にアブラの危険性を指摘したのは、奥山治美博士です。

奥山氏は名古屋市立大学薬学部教授。米イリノイ大学客員教授も務めておられました。

一九八九年に出版された『油　このおいしくて不安なもの』（農文協）は、隠れたベストセラーとなっています。

わたしたちは、油をそれまで二つに分類してきました。

それは、「植物性」（大豆、ゴマ、オリーブなど）と「動物性」（ラード、ヘット、バターなど）です。

この二者を比較したばあい、だんぜん、「植物性」がすぐれています。

図５を見てください。「動物脂肪」を多くとる国ほど、心臓病も多くなっています。

これは血管にアブラがたまって詰まっていくからです（アテローム血栓症）。

まずは、食用油は植物油にする。

これが鉄則です。

●「抽出法」はダメ、「圧搾法」ＯＫ

ただ、植物油ならなんでもいい、というわけではない。

まず、その製法が二つあることを知ってください。「抽出法」と「圧搾法」です。

「……食用油は、原材料を圧搾して取って作られていると消費者は錯覚している。しかし、現代の多くの食用油は、原材料に化学溶剤ヘキサンを作用させて脂肪分を溶かしだす『溶剤抽出法』で造られている」（『危険な油が病気を起こしている』Ｊ・フィネガン著、今村光一訳、中央アート出版社）

さらに、フィネガン博士はこう告発しています。

「……脂肪酸の妖怪、有害な変質脂肪酸であるトランス脂肪酸が、『溶剤抽出法』で生出されている」

結論を言います。「抽出法」はダメ。「圧搾法」はＯＫです。

●堀内製油の古式圧力しぼり

しかし、市販の〝サラダ油〟を手にとる。表示を見る。

どこにも「製法：溶剤抽出法」などと表示していません。表示義務がないからです。

ズバリいえば、市販サラダ油はすべて「抽出法」です。

大手メーカーは、それがバレるのがイヤなので表示しない。

良心的なメーカーは「圧搾法」です。そして、きちんと表示しています。

わたしが油を買う先は、決まっています。熊本県の「あぶらや」こと㈲堀内製油です。

ここの商品は、すべて「圧搾法」です。

たとえば、「なたね地あぶら」は「古式圧力しぼり・一番油」と、明記されています。

つまり、ナベで煎った「なたね」を、昔ながらの圧力機械で圧搾して絞り出しているのです。

注文して届く菜種の「地あぶら」は黄金色で、風味も濃厚です。

「ごま油」も同じ。ごまの香りが立ち上がる。これが、本物の油の香りなのです。

●「抽出法」で栄養ゴッソリ抜き取り

これら伝統の油にくらべて、市販サラダ油は透明です。

なぜでしょう？　それは、「抽出法」で栄養素をごっそり抜き取っているからです。

この工程をメーカーは「精製」と言います。

「不純物を除いてクリーンな油に仕上げました」

こういうと、だれでもダマされてしまいます。じつは、自然な油にふくまれるビタミン類など大切な栄養分を、〝盗んで〟いるのです。

そして、その「栄養成分」を、サプリメントなどに密かに〝転用〟して稼ぐ。そうすれば、「サラダ油」と「サプリ」で二重の儲けになります。

「精製油」（抽出法）vs「伝統油」（圧搾法）。

もはやどちらが優れているか、いうまでもありません。

図6は、両者の製法の違いです。

右の伝統油の工程はじつにシンプルです。それに対して、左のサラダ油は複雑そのものです。プレス（圧搾）までは伝統式とほぼ同じ。しかしその後、溶剤ヘキサンを加えて抽出。さらに、リン酸塩、カセイソーダなど化学薬品を次々に投入しています。

これらは、原材料から大切な栄養価をゴッソリ抜き取るために使われます。

そして、メーカーが別売りしている「サプリ」や「ビタミン栄養剤」などに〝転用〟しているのです。

●溶剤「ヘキサン」は猛毒！

ここで溶剤「ヘキサン」の毒性が気になります。

■市販サラダ油はアウト！　今すぐ圧搾油に替えよう！

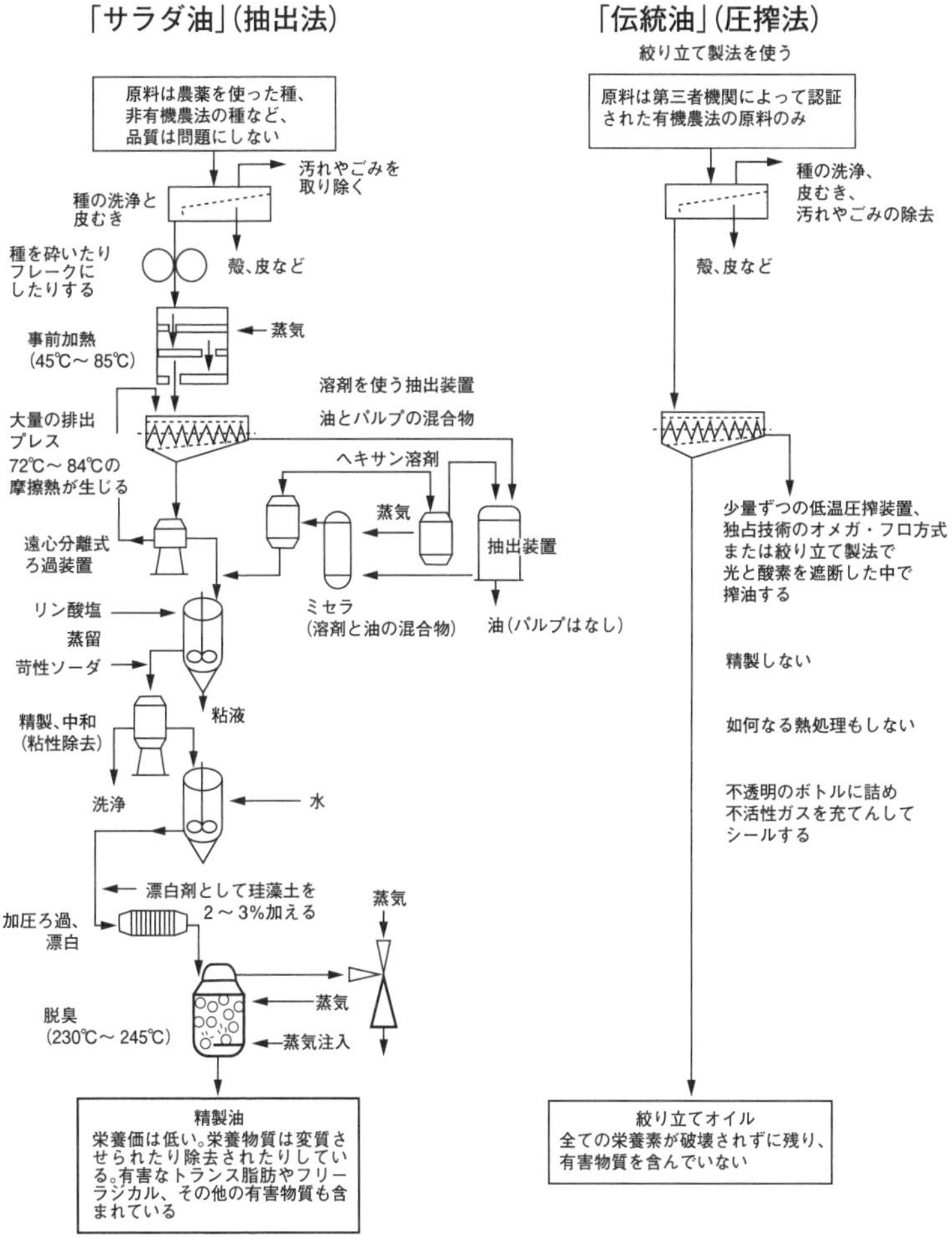

図６　２種類の油の製造法

出典：『危険な油が病気を起こしている』一部改編

「取り扱い注意」に以下の記述があり、ギョッとします。

その毒性は、「めまい、頭痛、吐き気、意識喪失、皮ふ・眼の発赤、痛み、化学性肺炎、多発性神経障害……」など。

さらに「――皮ふまたは髪に付着したばあい、ただちに汚染された衣類をすべて脱ぐこと。取り除くこと。皮ふを流水、シャワーで洗う。皮ふに付着したばあい、多量の水とせっけんで洗う。コンタクトレンズは外す。その後も洗浄を続けること。眼の刺激が続くなら医師の診断、手当てを受ける。吸入したばあい、呼吸のしやすい姿勢で休ませる。気分が悪いなら医師の診断・手当てを。飲み込んだばあい、ただちに医師に連絡。吐かせない」（「職場のあんしんサイト」）

これは、明らかに猛毒物質の取り扱いです。

「……ヘキサンは特異的に毒性を有する。代謝系でヘキサンが酸化され、末梢神経を侵すため歩行困難などの多発性神経症が発症する」（Wikipedia）

市販のサラダ油は、このような恐るべき有毒溶剤を用いて抽出されているのです。

●悪魔の技術と市販サラダ油

「何世紀にもわたって世界中の人々は、有害な副産物が生じる心配のない、きわめて単純な方法で油を絞ってきた。そして、油とは『すぐに悪くなる食品』として取り扱われ、絞ったらなるべく新しいうちに使い、保存するばあいには、光を通さない容器（磁器など）を用いるのが、

当時の常識であった」（フィネガン博士）
しかし、技術は進歩し、良心は退歩した。
博士は怒りをこめて告発する。
「……彼らは、きわめて手のこんだ化学的精製法を導入し、劣化もせずに長持ちする油を作り出したのだが、本来の油の中にある、体に必要な栄養素をほとんどすべて取り除いたり、破壊したりしているのだ。それればかりか、この巧妙な精製法は、トランス脂肪酸やフリーラジカル（活性酸素）その他、多くの有害物質を生み出すのである」（同書）
まさに、悪魔の技術で、サラダ油は作られているのです。

リノール酸神話崩壊……万病の元凶だった

●植物油シフトだけでもダメ

さらに、食用油選びには注意が必要です。
奥山教授（前出）は、アブラを三種類に分類しています。
①飽和脂肪酸系など、②リノール酸系、③α-リノレン酸系。
まず、①は動物性脂肪等ですから、さけたがよい。
問題は②リノール酸系です。奥山教授は、これもさけるべき油と断言します。

「……動物性脂肪食品の増加によって、飽和および一価不飽和脂肪酸（中性脂肪）とコレステロールが増えることが、成人病の危険因子とされてきました。だから、『動物脂肪は控えて、植物油をとろう！』といわれてきたのです」

植物油にシフトするのは、まちがいではありません。

「ところが、ガンのばあいにも、これに加えて〝リノール酸の多い植物油を多くとりなさい〟という栄養指導をすると、まちがいであることがわかったのです」

なんと、リノール酸は「ガン発生と転移を促進する！」という。

ガン患者にリノール酸油を勧めることは、「死ね」といっているのに等しい。

●リノール酸サラダ油の大罪

戦後、一時期マスコミで「リノール酸は老化防止になる」と盛んに宣伝されました。

だから高齢者は、リノール酸と聞くと反射的に「若返り」をイメージしてしまいます。

それには、市販サラダ油ＣＭが威力を発揮しました。食品メーカーは「リノール酸配合!!」と大々的に宣伝したのです。だから、多くの主婦が売り場に殺到した。

もう、おわかりですね。これも食品メーカーの巧妙な〝洗脳〟だったのです。

奥山教授によれば、「現代人は、リノール酸過多症で、さまざまな病気になっている」という。問題は「リノール酸とα-リノレン酸のバランス。後者が多いほど健康によい」（同教授）。

リノール酸が多い食用油は、コーン、ヒマワリ、ベニバナ（サフラワー）油などです。これら原料のサラダ油は、パスしたほうがいい。

ぎゃくにα-リノレン酸が多いのは、シソ油、海藻、魚介類などです。

サラダ油で寿命がちぢむ！　万病になる！

●寿命が一割以上ちぢむ

リノール酸過多症は、おどろくほど多岐にわたります。

具体的な実験結果とともに、お伝えします。

①寿命がちぢむ：奥山教授は、リノール酸過多のベニバナ油と、α-リノレン酸が多いシソ油を投与して、脳卒中ネズミの寿命を観察しています。その結果は驚くべきものでした。

「……シソ油群の平均寿命は、ベニバナ群より一七％長く、この差は統計的に有意でした」

健康なネズミも一二％も寿命が伸びています（**表7**）。ぎゃくにいえば、リノール酸たっぷりの市販サラダ油を食べている家族は、一割以上も寿命をちぢめている可能性があります。

②アレルギー：リノール酸過多で発症する。たとえば、リノール酸が多いベニバナ油と、α-リノレン酸が多いシソ油を投与したネズミ実験では、リノール酸系が多くぜんそく発作を発症

■リノール酸過多は寿命を1割以上ちぢめる

ラットの系統	シソ油食群	普通食群	ベニハナ油食群
脳卒中ラット♂	100 (13.9 月)	88.6	85.5
脳卒中ラット♀	100 (20.2 月)	—	87.0
普通ラット♂	100 (27.7 月)	—	88.1

表7　ネズミの平均寿命と食用油

＊カッコ内は実際の平均生存月数を示す。—印は調べていないもの。

出典：奥山教授提供、以下同

■ネズミ実験はリノール酸系が多くぜんそく発作を発症

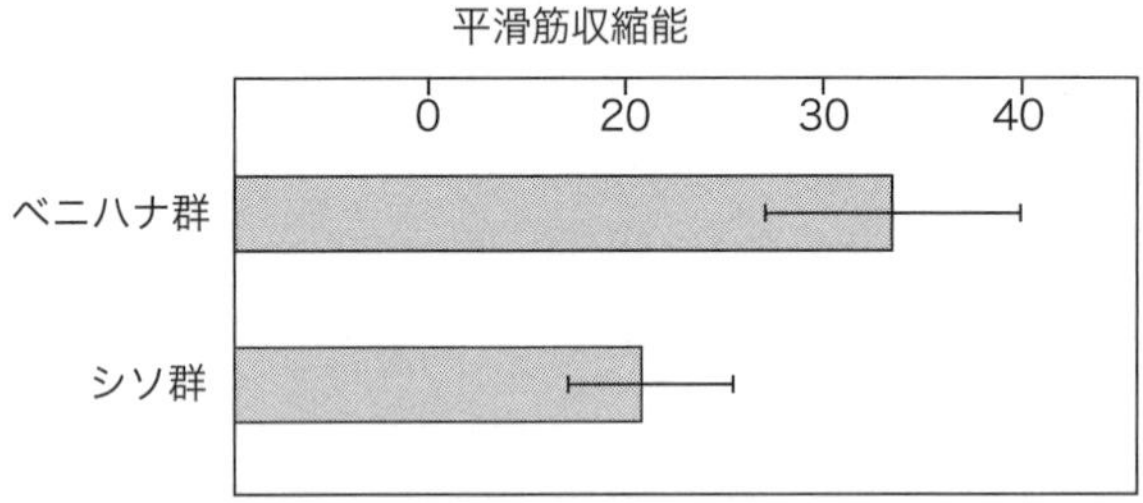

グラフ8　脂肪酸バランスがぜんそく発作（平滑筋収縮作用）を変える

■ベニバナ油は血圧を上げ、シソ油は血圧を抑制

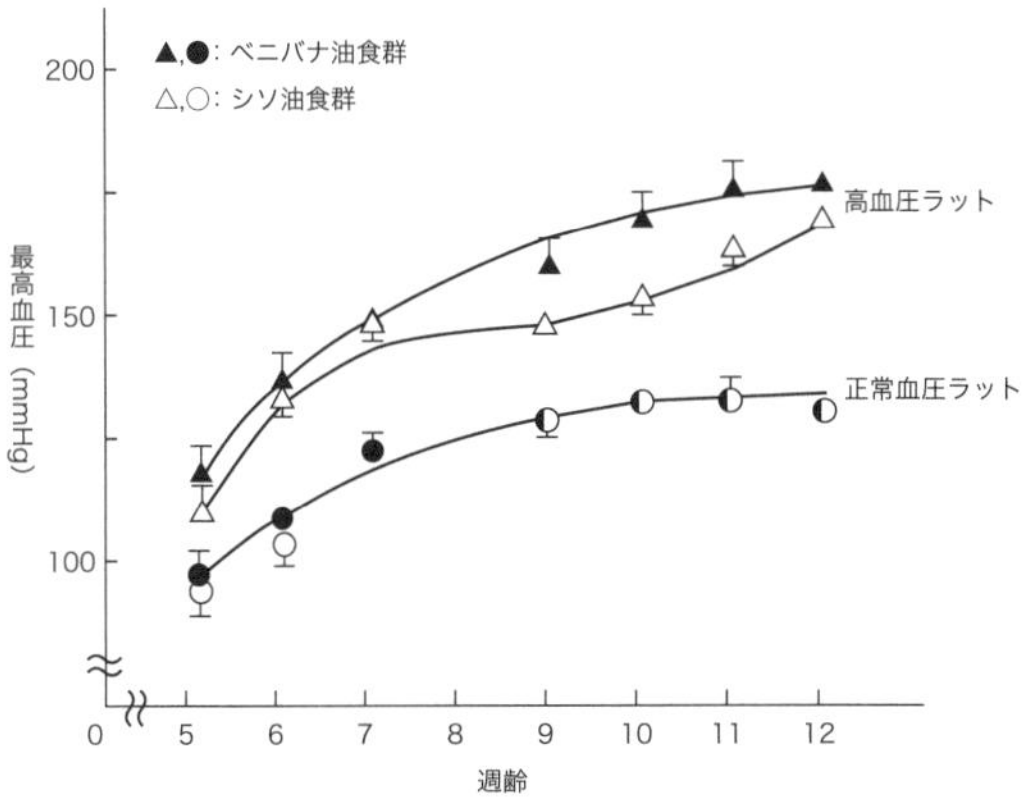

グラフ９　ネズミの血圧に対するシソ油、ベニバナ油の影響

しています（**グラフ８**）。

③心筋梗塞・脳梗塞：リノール酸を過剰にとると、分解物アラキドン酸が血管内に血栓をつくります。これが、心筋梗塞や脳梗塞をひきおこすのです。

ぎゃくに、α-リノレン酸系は血栓症を防ぎます。実験でもα-リノレン酸系の魚油を与えた群は、梗塞症状が半分以下です。

④高血圧：リノール酸系（ベニバナ油）は血圧を上げ、α-リノレン酸系（シソ油）は、血圧を抑制します（**グラフ９**）。

⑤発ガンと転移：リノール酸系（ベニバナ油）は、発ガンと転移を促進します。

これに対して、α-リノレン酸系（シソ油）は、実験でもガン転移を半分に抑制することが証明されたのです（**グラフ10**）。

さらに、乳ガンの発症とダイズ油、ベニバナ油、シソ油を比較すると、リノール酸含有量の多い油

■シソ油はガン転移を半分に抑制

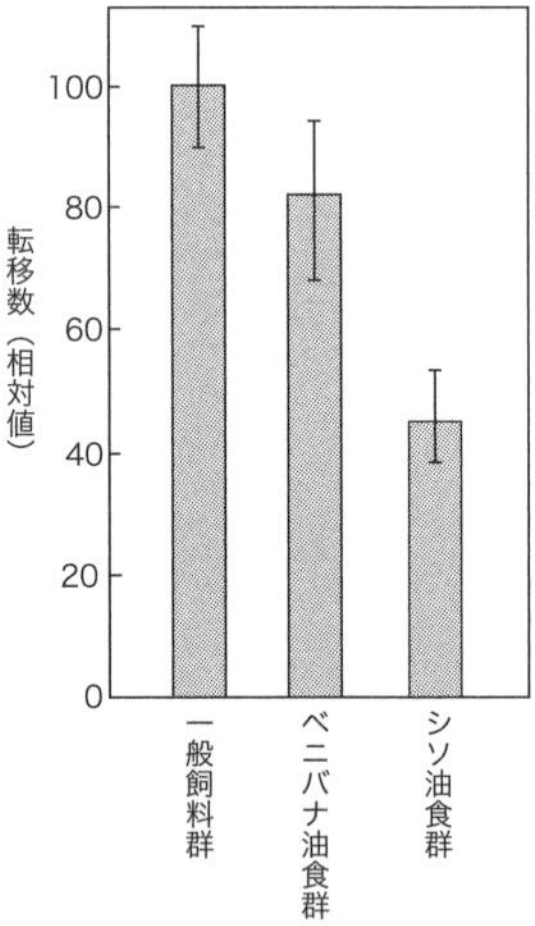

グラフ10　ガン転移を抑えるα-リノレン酸

■乳ガン発生率はダイズ油、ベニバナ油、シソ油で異なる

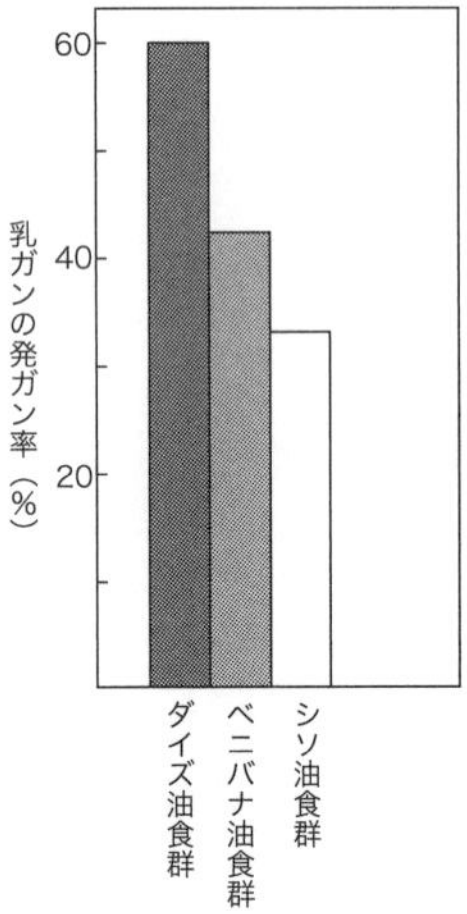

グラフ11　自然発症乳ガンマウスに対する食物の脂肪酸の影響

をとったネズミほど、乳ガンを多発させています（**グラフ11**）。

⑥脳発達障害：日常のアブラのとり方で、脳の組成も変わってしまいます。

親から子へ二代にわたって異なるエサをネズミに与える実験を行いました。

その結果、リノール酸過多ベニバナ油を与えた群のネズミ脳内リン脂質の「脂肪酸」を比較すると、アラキドン酸、その他が急増しています。

「……授乳期の母親がどんな食物をとるか、どんな食物で離乳するかで、それが脳の働きに大きな影響を与えることがわかったのです」

「恐ろしいことに、わが国の食物にはリノール酸系が増えており、α-リノレン酸系は減っています」（奥山教授）

■認知症予防にもシソ油は効果あり！

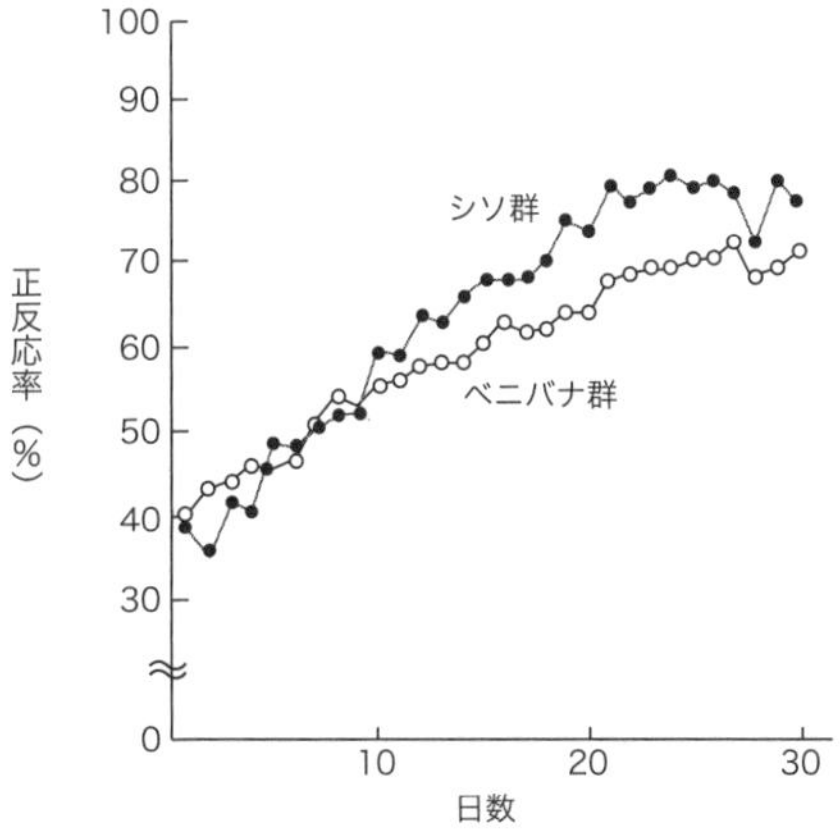

グラフ 12　老齢ネズミと若齢ネズミの正反応率の比較

■サラダ油は脳卒中リスクを高める

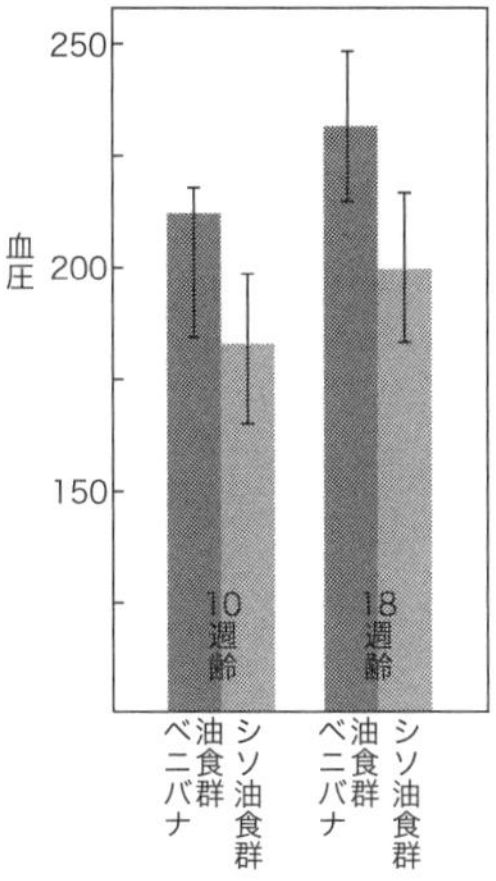

グラフ 13　脳卒中ラットの血圧に及ぼす食用油の影響

⑦認知症：認知症予防にも、シソ油がベニバナ油より勝っています。

グラフ12は、マウスの学習能力（正反応率）を比較したものです。「記憶の保持能力を調べる実験でも、やはりシソ油食群のほうが、高い正反応率を示しました」（奥山教授）

⑧脳卒中：これは脳出血などによる発作です。脳卒中を起こしたラットに、各々ベニバナ油とシソ油を投与して観察してみました（**グラフ13**）。

その結果、やはりシソ油投与群のほうが一〇～一五％低い血圧を示しています。ぎゃくにいえば、リノール酸油（サラダ油）は、脳卒中リスクを高めることを意味しています。

⑨視力障害：市販サラダ油は、眼も悪くします。ベニバナ群とシソ群のネズミの「網膜反射能」を比較した実験結果では、明らかにリノール酸系のベニバナ油群が劣っています。

つまり、市販サラダ油をとり続けると「眼が悪くなる」ということです。

近視、老眼などの原因がアブラにもあったとは……意外でしょう。

「……サルを使った実験が報告され、α－リノレン酸が不足すると視力が低下することがわかったのです」（奥山教授）

●ココナッツ・アブラは〝毒〟だ

――以上、リノール酸過多の市販サラダ油がいかに危険か、おわかりいただけたはずです。

なお、最近は、これらアブラの分類に「オメガ」という言葉が使われていることは、ご存じでしょう（35ページ、図2参照）。

奥山教授が批判しているリノール酸系は、「オメガ6」（ベニバナ油、コーン油、大豆油など）です。なるべく減らします。教授が推奨するα-リノレン酸系は「オメガ3」で積極的にとる。

最近、健康に良いと言われているオリーブ油、キャノーラ油（なたね油）などは「オメガ9」に分類されます。これも、とりすぎは控えましょう。山田豊文氏は、「加熱調理に少量だけ」をすすめています。

さらに、山田氏は「ココナツ油は〝毒〟そのもの！」「バターなら大丈夫はまちがい」と厳しく否定しています。これらは、牛脂（ヘット）、豚脂（ラード）など動物油脂と同じ飽和脂肪酸だからです。パーム油（ヤシ油）も同じです。

植物油だから、すべて安心とはいえない。それはリノール酸系植物油でわかったはずです。

揚げ物は時間がたつほどヤバくなる

●過酸化脂質でガン、動脈硬化

さらに、アブラの害で忘れてはいけないのが、酸化したアブラです。

いわゆる過酸化脂質……。

健康にいいアブラでも、酸化されると毒物に一変します。

昔からこれを〝アブラ焼け〟といって、注意してきました。

時間のたったてんぷらやトンカツなど、揚げ物を食べると胸焼けしたり、おなかの具合が悪くなることがあります。過酸化脂質で消化不良をおこしたのです。

それは、胸焼けだけではすみません。ガンの原因にもなるのです。

「……中性脂肪由来の過酸化脂質は、細胞内でスーパーオキシドアニオンを発生させる。それが、核内のＤＮＡを損傷させる作用をもつため、数あるガン発生原因のひとつであると考えられている」(Wikipedia)

それだけではない。

「……また、近年の研究で、動脈硬化は、血管内膜と中膜の間に蓄積したＬＤＬコレステロールの一部酸化してできた過酸化脂質が内膜に作用してマクロファージを誘因し、アテローム性動脈硬化症へと進行することがわかっている」(同)

ここでいうマクロファージとは、白血球から分化したアメーバ状の免疫細胞です。

生体内に侵入した細胞、ウィルス、異物などを貪食し消化する。

つまり、過酸化脂質は、免疫系を刺激、混乱させて、動脈に血栓を肥大させていくのです。

●油は光を遮断、密閉、冷暗所

だから、揚げ物は揚げたてがいちばんです。

さくさく、ほくほく、美味しいのも当然です。

高級な天麩羅店では、揚げたてをその都度、客に出します。これは、アブラの酸化が風味を損なうことを熟知しているからです。お総菜で買ってきたてんぷらが、ビチャビチャとしてなんだか美味しくないのも、一つにはアブラの酸化が進んでいるからです。

だから、一晩置いたてんぷらや揚げ物など、論外です。

うまい・まずいより、アブラが過酸化脂質に変化しています。捨てるのが得策です。

アブラの劣化は、調理した食品だけにかぎりません。

食用油じたいも酸化し、劣化していきます。アブラが傷むのです。

だから、蓋を開けたアブラは、できるだけ早めに使いきることです。

さらに、高温や光は酸化、劣化を早めます。

だから、冷暗所、冷蔵庫などに保管します。

容器は光を通さないようにします。半透明な容器も、新聞紙などを巻いて光を遮断すると、持ちがちがいます。

第5章　いきなりステーキ、いきなりポックリ！

――肉好きは8倍心臓マヒで死ぬ……

アメリカは数年でヴィーガン六倍増！

●日本だけがとり残されている

「――ヴィーガン人口が六倍に増加！　世界で菜食者が増えている」

人類の食のトレンドが、いま大きく変化しています。

「……国外では、菜食実践者の人口増加が急速に進んでいます。特にアメリカでは、ここ数年間でビーガン人口が6倍に増え、都市部においてはかなり多くのレストランにベジタリアン・ビーガンメニューが導入されています」（サイト『Tokyo Vegan』）

ここでいうヴィーガンとは、完全菜食者という意味です。

ベジタリアン（菜食主義者）といっても、幅があります。

セミ・ベジタリアンは、肉を食べないが魚は食べます。ひと昔前の日本人がそうです。

オボ・ベジタリアンは、肉を食べないが卵は食べます。

ラクト・ベジタリアンは、肉を食べないが乳製品はとります。

ヴィーガンは、肉、魚、卵、乳製品など、いっさい口にしません。

ここまで読んだあなた、ただ「ヒェーッ！」でしょう。

「よくやるなぁ」「なに考えてんの」「頭おかしい？」

……まあ、そんなリアクションが大半でしょう。

肉食から菜食へ——。世界でこのうねりは巨大な潮流のようになっています。

とり残されているのは、日本人だけなのです。

●一〇年で一〇倍の勢い

そんなヴィーガンが、アメリカでは、わずか数年で六倍……！

まさに、爆発的増加というしかありません。

「……特に、欧米の先進国では菜食の人口増加が顕著で、菜食専門のレストランやスーパーなども、日本では想像できないほどいたるところで見かけることができるようになっています」

（同サイト）

その変化がいかに急激であるか、証拠をあげましょう。

アメリカでも二〇〇九年の時点では、ヴィーガン（完全菜食）は、わずか一％でした。

それが、二〇一三年に二・五％、二〇一七年には六％と急激に増加しています。人口にすると、すでに二〇〇〇万人近くが、完全菜食者なのです。

それは、急速に右肩上がりで増えています。

「今後も数年間は、今の勢いそのままに増加が続いていくことが予測されています」（同）

だから、現時点で、アメリカのヴィーガン人口は一〇％にたっしているでしょう。

まさに、一〇年で一〇倍の勢いです。

●菜食と肉食が逆転する!?

欧米のヴィーガンやベジタリアンは、とくに若い世代に多い。

アメリカでも菜食者の約半数が、三五歳未満です。そして、国民の三〇％が「肉の消費を減らし、野菜中心の食生活の方がよい」と考えています。

菜食主義の先進国は、ドイツです。すでに、全人口の約一〇％がベジタリアンあるいはヴィーガン。世界でも菜食人口割合はトップレベルです。

二〇一七年の調査では、ドイツ人の四四％が「肉の消費を意識的に控える」食生活を実践しています。二〇一四年は二六％ですから、わずか三年で一・七倍、大変な意識の変化です。

イギリスでも同じ変化が起こっています。

二〇一二年から五年間で、ベジタリアン人口は三・六倍に急増しています。

現在、すでに五四万人が菜食生活を実践しています。

ミュージシャンのポール・マッカートニーもヴィーガンで知られます。彼が提唱する「ミートフリーマンデイ」（週一肉無しデイ）キャンペーンに共感、実践するひとも多い。

ちなみにスイスは国民の一四%、オーストラリア一一%、イタリアは一〇%がベジタリアンです。

さらに、これら欧米諸国で、菜食者が爆発的に増えています。

このままでは、菜食者と肉食者は、逆転するでしょう……。

そして――

日本では、いまだ「ヴィーガン？　なにそれ」と、ほとんどのひとが首をかしげています。

世界中でひとびとが、肉食から菜食にシフトしているというのに、ここでも、悲しい落ちこぼれです。

肉好きの死亡率：心臓病八倍、大腸ガン五倍、糖尿病四倍……

●世界で初めて八二の証拠

わたしは最近、肉食の害について一冊の本をまとめています。

それが『肉好きは8倍心臓マヒで死ぬ』（共栄書房）です。

■一家に一冊！　居間に置いて下さい

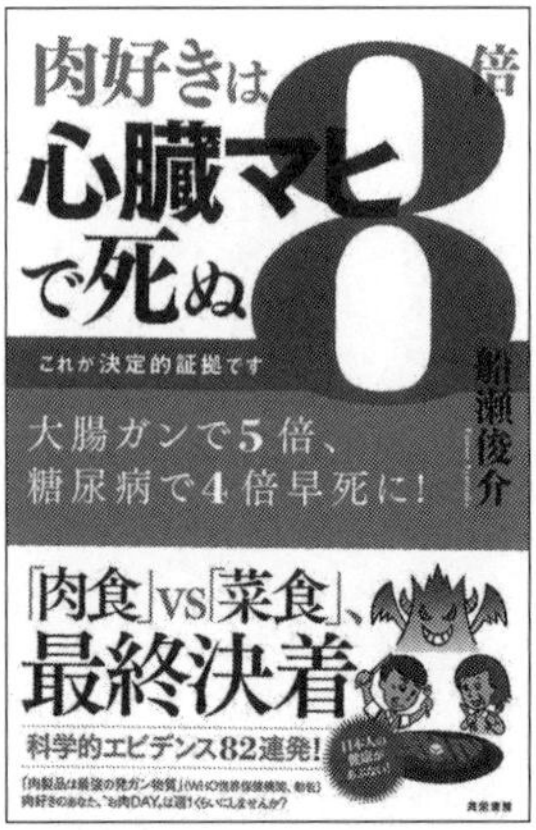
肉好きは8倍
心臓マヒで死ぬ
これが決定的証拠です
大腸ガンで5倍、
糖尿病で4倍早死に！
船瀬俊介
「肉食」vs「菜食」、
最終決着
科学的エビデンス82連発！

『肉好きは８倍心臓マヒで死ぬ』
（共栄書房）

帯には「『肉食』vs『菜食』、最終決着」とあります。

さらに「科学的エビデンス82連発」。エビデンスとは「証拠」という意味です。

それらに基づいて、肉好きの死亡率――心臓病八倍、大腸ガン五倍、糖尿病四倍を解明したのです。

世界中の科学的、医学的データを徹底的に渉猟して、一冊にまとめました。

その証拠数八二項目――これだけ科学的証拠をそろえた書籍は、世界で初めてでしょう。

巷には「肉は健康にいい」「肉を食べなさい」という本もあります。

これらの著者は、食肉産業の御用学者、御用評論家のかたがたです。

しかし、この本にはこれまで、いっさいの反論もありません。ただ、かれらは沈黙するのみ……。

わたしの願いは、一家に一冊、この本を茶の間あたりに置いてほしいのです。

すべて、いちどに読む必要はありません。

パラパラめくるだけで頭に入ってくるように、わかりやすく書いています。

■肉好きは８倍心臓マヒで死んでいる証拠（エビデンス）

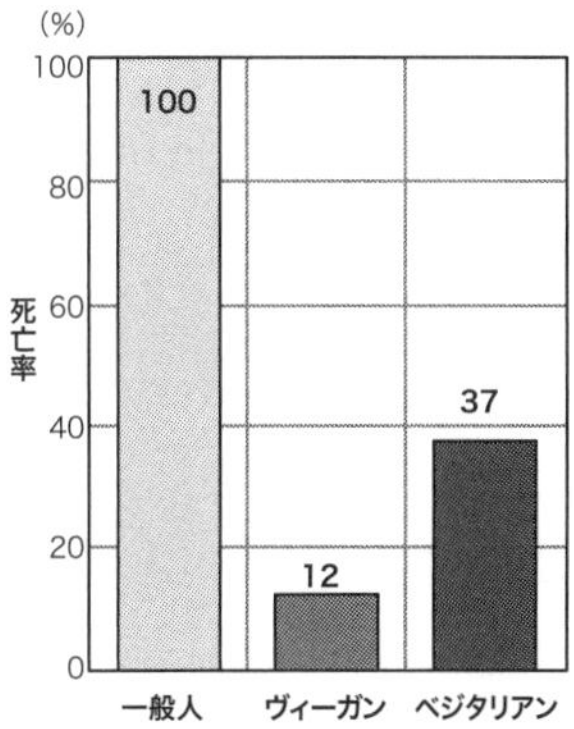

グラフ14　ヴィーガン（完全ベジタリアン）の心臓病死は、一般人の８分の１

出典：『新版　ぼくが肉を食べないわけ』

とくに、子どもたちに手にとっていただきたい。

「食べまちがい」は「生きまちがい」なのです。

欧米の若者達は、気づき始めました。

あなたのご家族にも、気づき、目ざめていただきたいのです。

そのダイジェストを、これからお伝えします。

●心臓マヒで八倍死ぬ

グラフ14が、その決定的証拠です。

一九七八年に発表された疫学研究の報告です。

論文著者はローランド・Ｌ・フィリップス博士。

全米屈指、疫学の権威です。

疫学とは病気の原因を究明する学問です。

博士が研究対象としたのはカリフォルニア州のＳＤＡと呼ばれるキリスト教の一派です。

この教団は菜食主義を教義としています。

対照群は同州の一般アメリカ人です。

対象者は二万五〇〇〇人にたっしました。

研究チームは一人ひとりと面接して、食生活、健康状態などを徹底的に調べます。調査は六年間にも及びました。

その研究結果は『New Scientist』（1989）に掲載されました。

その結果は衝撃的です。ふつうに肉食するカリフォルニア住民にくらべて、ヴィーガンの心臓病の死亡率は一二％。約八分の一です。

SDA会員でも、肉や牛乳、卵を少し食べる菜食者もいます。それでも、死亡率は三七％。肉食者の約三分の一強です。

この歴史的な疫学調査調査で、肉好きは八倍心臓マヒで死ぬことが証明されたのです。

図5（69ページ）は、動物脂肪の摂取量が多い国ほど心臓発作を起こしていることを証明しています。

ちなみにアメリカ男性は、中国男性より、一七倍も心臓マヒで急死しています（『チャイナ・スタディ』）。

同じ調査では、アメリカ女性は中国女性より乳ガンで五倍死んでいました。

これも、肉食など動物食がもたらした厳粛な結果なのです。

●アテローム血栓症でポックリ

動物食を多く食べると、どうして心臓マヒで八〜一七倍も死ぬのでしょう？

代謝しきれない過剰なアブラ汚れが、心臓の冠状動脈に詰まるからです。

医学的にはアテローム血栓症といいます。

排泄しきれないアブラ分は、血管壁に沈着していきます。ちょうど、バームクーヘンのように成長するのです。**図15**は、その進行状態を図示したもの。

血管を輪切りにすると血栓が肥大して、動脈硬化が進んでいることがわかります。

そして、ときにそのカケラが剥がれ落ちる。これをプラーク崩壊といいます。

カケラが血栓となって冠状動脈が詰まると心筋梗塞、脳動脈に詰まると脳梗塞です。

いずれも、一瞬で死にます。いわゆるポックリ病です。

それは四人に一人……なんと、ガン、感染症を抜いて人類の死亡原因のトップです（**グラフ16**）。

ちなみに、野生動物では、このアテローム血栓症による死亡率はゼロです。

なぜなら、野生動物たちは、大自然の摂理つまり本能にしたがって〝かしこく〟生きているからです。

■血管を輪切りにすると血栓肥大がよくわかる

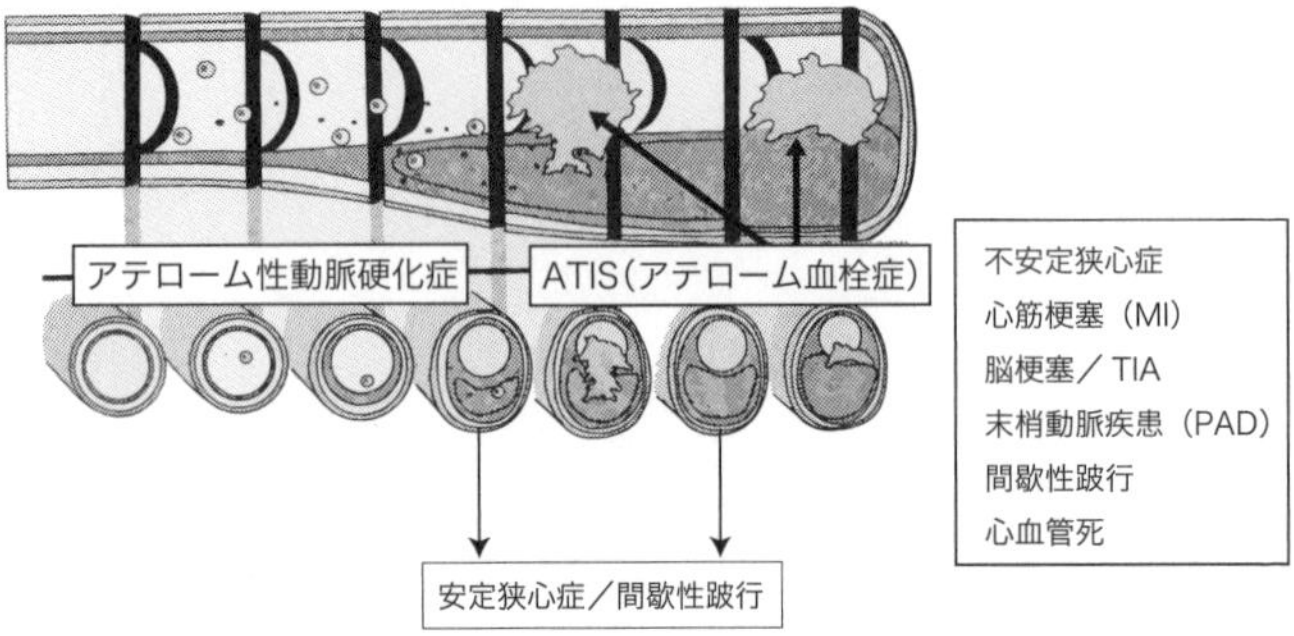

図 15　アテローム血栓症のできかた

出典：1.Libbt P. Circlulation 2001;104:365-372. より改変

■それは４人に１人……なんと人類の死亡原因のトップ

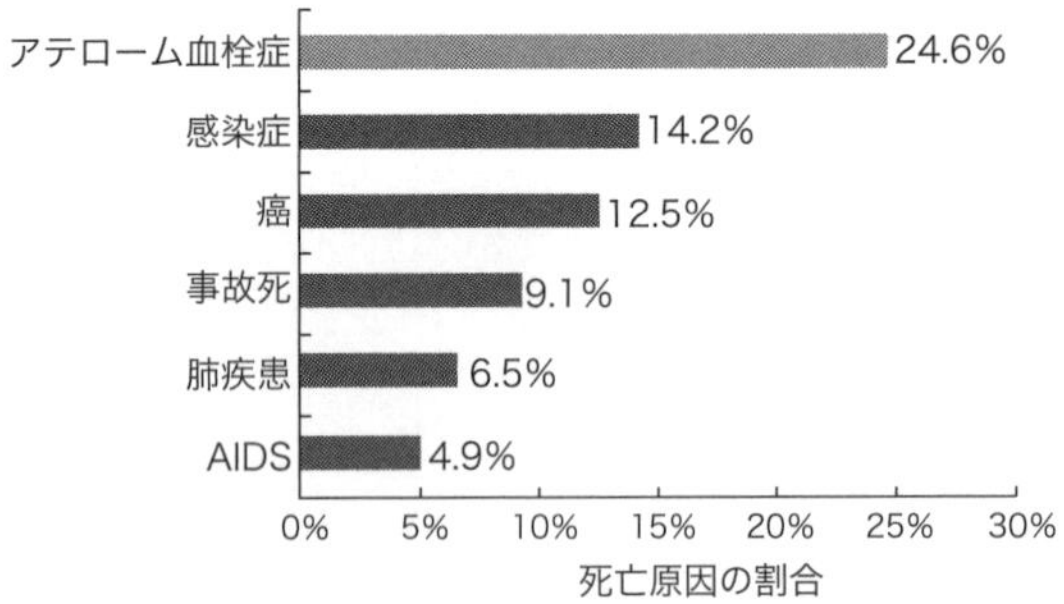

グラフ 16　死亡原因の割合

出典：WHO（世界保健機関）調査報告（2002 年）

■アメリカ移民の日系三世は、大腸ガンが5倍に

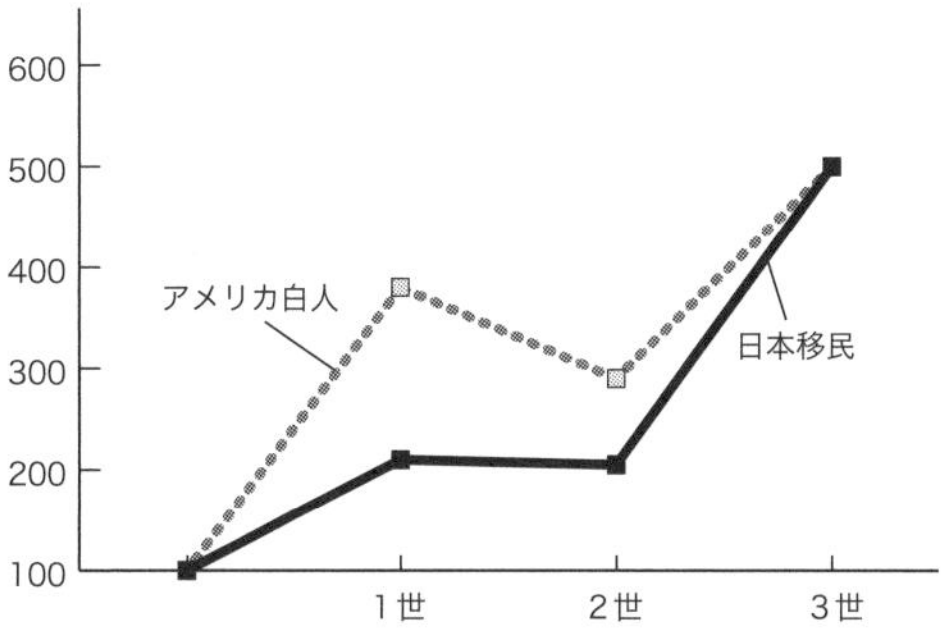

グラフ17　日本人移民のガンの変化（大腸ガン）

出典：『いまの食生活では早死にする』

腸内悪玉菌が肉を食べ猛毒物を放出

●日系三世は五倍大腸ガン死

肉好きは、ほとんど食べない人にくらべて大腸ガンでは五倍死にます。

グラフ17は、アメリカの日系一世と二世、三世の大腸ガン死亡率を比較したものです。

アメリカ人とまったく同じ肉食中心の食事をしている三世の大腸ガン死は、アメリカの白人男性とまったく同じです。

それは、母国日本の五倍という高率なのです。彼らは、豊かな国アメリカにあこがれ、〝豊かな〟食生活を選択したのです。そして、思いもよらぬ悲劇に見舞われているのです。

しかし、この皮肉な結末に気づいている日系人は皆無です。教育やメディアが、この冷酷な真実をお

■肉食が大腸ガンのひきがね。消費量と結腸ガンが見事に比例

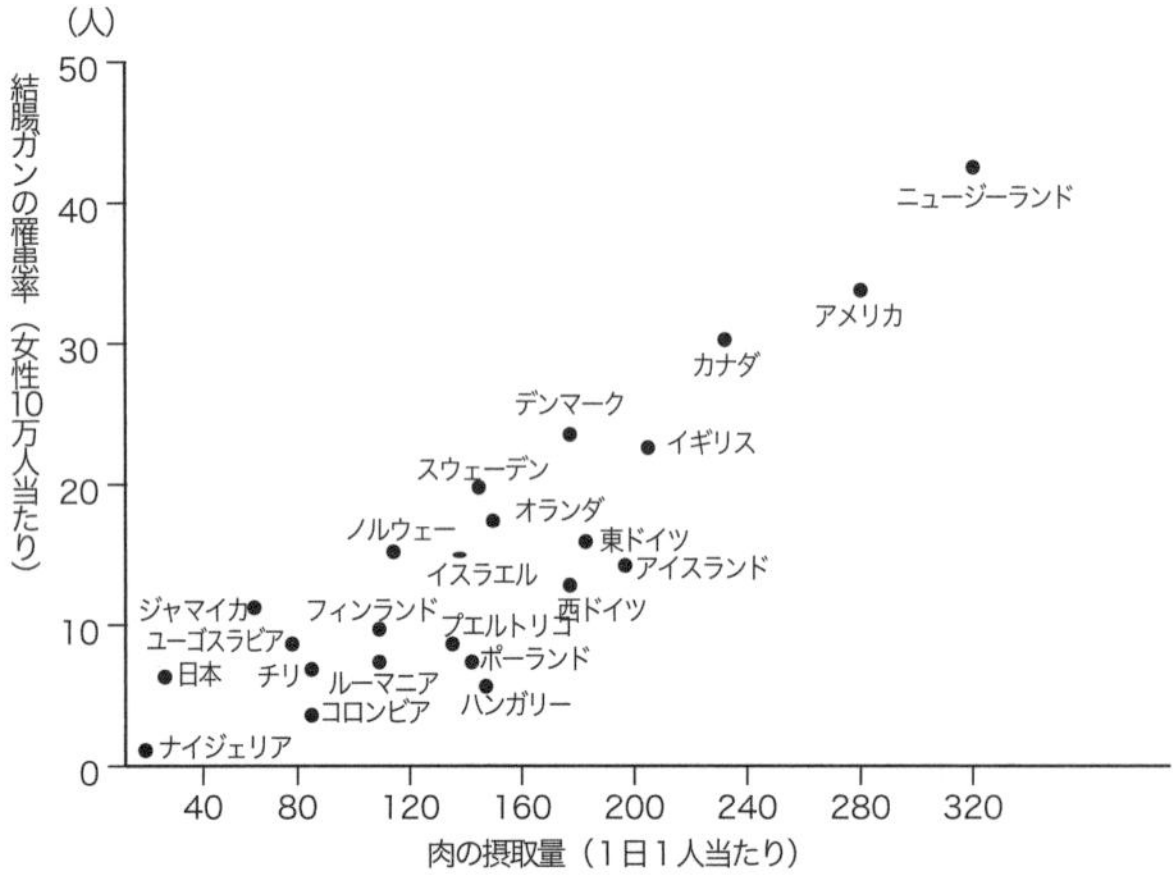

図 18　肉の摂取量と結腸ガンの罹患率（女性）
出典：『葬られた「第二のマクガバン報告」』

おい隠しているからです。

なぜ、肉を食べると大腸ガンで五倍も死ぬのでしょう？

それは、肉など動物性食品が、腸内の悪玉菌の大好物だからです。動物たんぱくや動物脂肪を猛烈に食べて増殖した悪玉菌は、アミン類、アンモニアなど有毒物質を大量に排泄します。

これらには強烈な発ガン性もあります。

それが腸内で猛烈に増加する。

大腸ガンになるのもあたりまえです。

さらに、これら毒物、発ガン物質は腸壁から吸収され血液にのって全身をめぐります。全身がガンだらけになるのも当然です。だから、結果として肉は多くのガンを多発させます。

図18も、肉食が大腸ガン多発のひきがね

であることを証明します。肉の消費量と結腸ガンが見事に比例しています。

●センイ不足も大腸ガン原因

肉食で大腸ガンが多発する。その原因が、悪玉菌であることはいうまでもありません。

ただ、隠れた要因もあります。

それが、センイ不足です。

肉には、食物センイがまったく含まれていません。

これにたいして、植物食品は、まさにセンイだらけです。

海藻類にも豊富なセンイ質がたっぷりです。

「……かつての栄養学者は、ほとんどが肉食礼賛でした。肉食主義者は、植物などは草みたいなもの、と卑下していたのです。食物センイにもまったく関心すらありませんでした。食物センイのほとんどは、食べても消化されず排泄されます。だから『栄養もないジャマ者』あつかいでした。『食物センイは消化のジャマものだから、とりのぞけ！』と、精製技術を推進したのです」（『肉好きは８倍心臓マヒで死ぬ』前出）

この食物センイ蔑視が、近代栄養学者の致命的あやまちだったのです。

グラフ19が、食物センイが大腸ガンを見事に防いでいることを示します。

グラフ縦軸は、人口一〇万人あたりの大腸ガン死者数です。国別に比較して見ます。

■食物センイが大腸ガンを見事に防いでいる

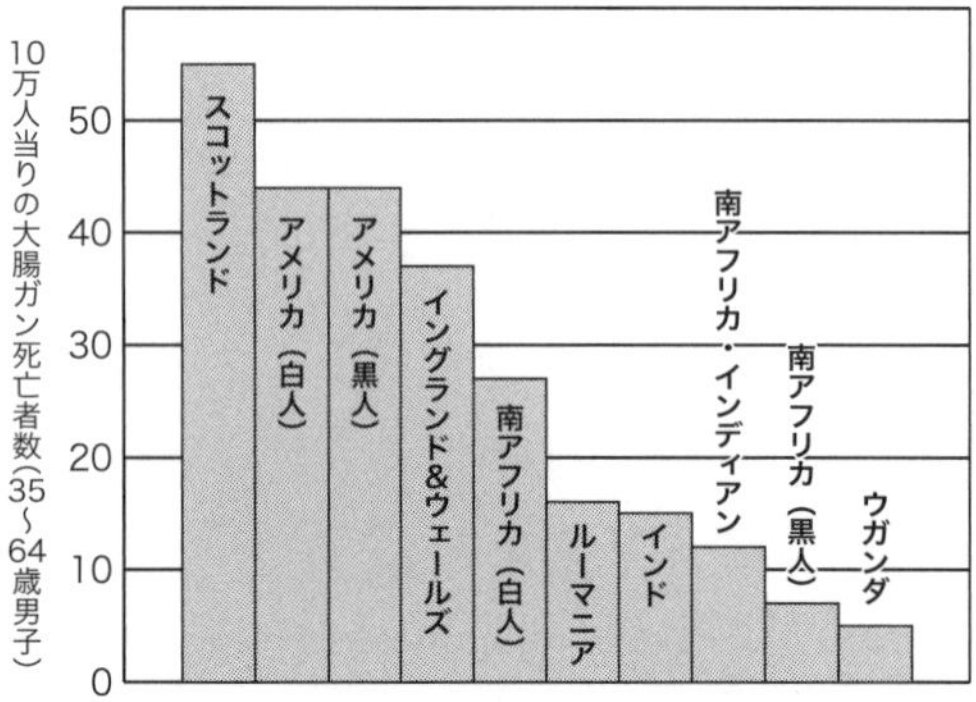

グラフ19　繊維摂取量と大腸ガンの関連
出典：『いまの食生活では早死にする』

右端から左に向かって、大腸ガン死者数が急激に増えてきます。

このグラフでは、食物センイ摂取量は右にいくほど多くなっています。

つまり、センイ摂取量と大腸ガン死は、みごとに反比例している……！

食物センイが、どうして大腸ガンを減らすのでしょう？

それは、腸壁を刺激してぜんどう運動をうながし、排泄を加速します。

こうして、腸内に有毒物が滞留する時間を短くするのです。

ぎゃくにセンイ不足は便秘になり、それだけ大腸ガンを発症しやすくなります。

肉食系女性は、乳ガンで五倍も死ぬ

●動物たんぱく、米国は中国の七倍

肉や牛乳、チーズなどの食事を好きな女性の乳ガン死亡率は五倍です。

これは中国女性と比較したもの。肉や牛乳などアニマルフード大好きな〝肉食系〟女子ほど、乳ガンで苦しみ死んでいく。

それを証明するエビデンスが**図20**（次頁）です。

動物脂肪の摂取量が多い国ほど、乳ガン死が急激に増えています。

乳ガンで死にたくなければ、「肉を食うな」、「牛乳飲むな！」なのです。

しかし、ほとんどの日本女性は、聞く耳をもちません。

残念ながらあとは自己責任です。無知のツケは自分で払うしかないのです。

なぜ、アメリカ男性の心臓マヒは中国農村部の男性の一七倍で、アメリカ女性の乳ガンは中国女性の五倍も多発しているのでしょう？

その謎を解き明かすのが、両者のたんぱく質摂取量の決定的違いです。

グラフ21（次頁）は、一日に摂取するたんぱく質に占める植物たんぱく、動物たんぱく質の割合を比較したもの。アメリカ人は圧倒的に動物たんぱくが多く、中国人は決定的に少ない。

■肉食系女子たちよ、乳ガンで死ぬなかれ

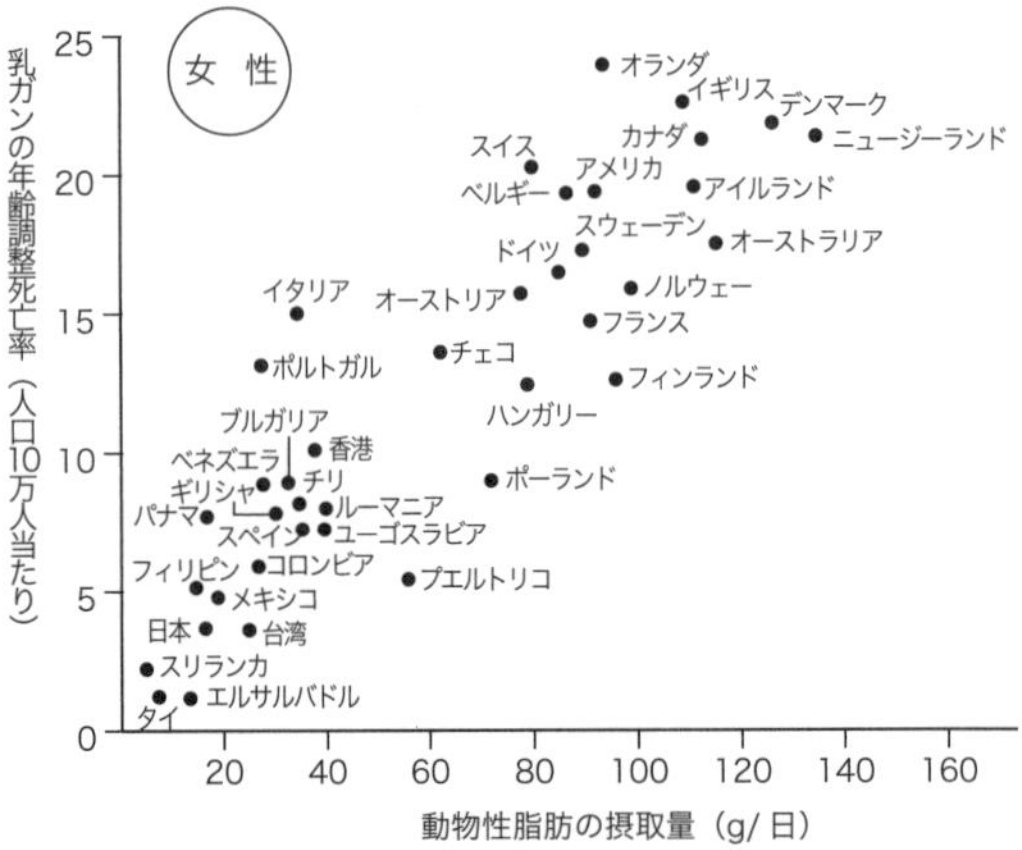

図 20　動物性脂肪の摂取量と乳ガン死亡率

出典：『葬られた「第二のマクガバン報告」』

■中国の７倍の動物たんぱくが悲劇を生む

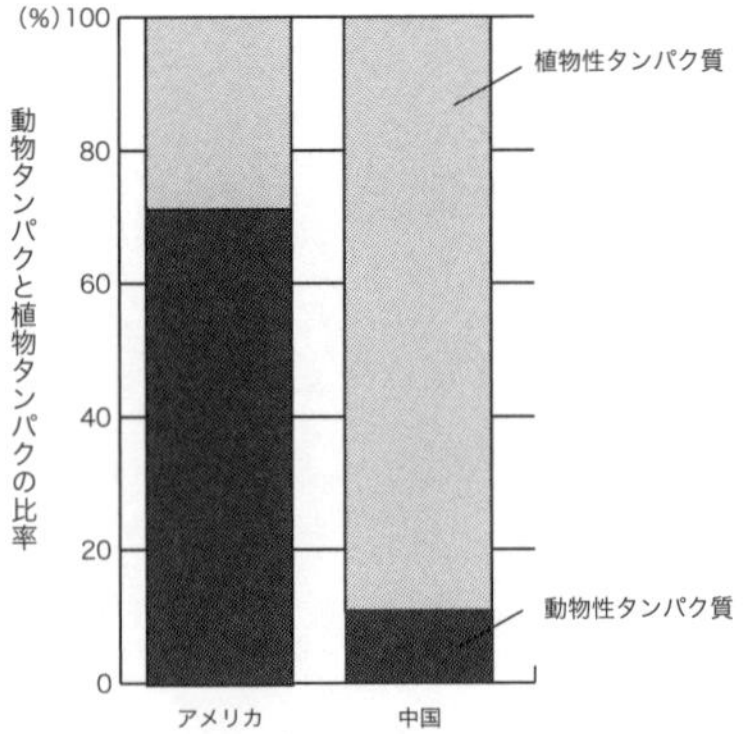

グラフ 21　アメリカと中国農村部のタンパク質摂取の内訳

出典：『葬られた「第二のマクガバン報告」』

アメリカ人は中国人より、肉、牛乳など動物たんぱくを、七倍も大量に食べているのです。

「動物たんぱくは、史上最悪の発ガン物質である」（コリン・キャンベル博士）

●米牛肉、発ガンホルモン六〇〇倍

ちなみに同じ肉でも危険度には差があります。

アメリカ産牛肉からは、発ガン性のある成長ホルモンが、和牛の六〇〇倍も検出されています（北海道大学調査）。

成長ホルモンは、生殖ホルモン系器官のガンを多発させます。それを証明するデータもあります。アメリカ産牛肉の輸入が自由化されて、二〇年間で、日本女性の乳ガン、子宮ガン、卵巣ガン、男性の前立腺ガン、精巣ガンなどが、平均で五倍も急増しているのです。

ちなみにEUでは、畜産に成長ホルモン使用は厳禁です。

だから、アメリカ産牛肉も欧州では輸入禁止。アメリカの奴隷国家日本は、いわれるままに発ガン牛肉を大量に押しつけられ、五倍も関連ガンを増やしているのです。

●糖尿病の死亡率は三・八倍

ほぼ毎日お肉を食べている人の糖尿病死亡率は、食べない人の三・八倍です（グラフ22）。

糖尿病の最大原因は、肉食、動物食なのです。

■毎日お肉を食べる人の糖尿病死亡率は、食べない人の 3.8 倍

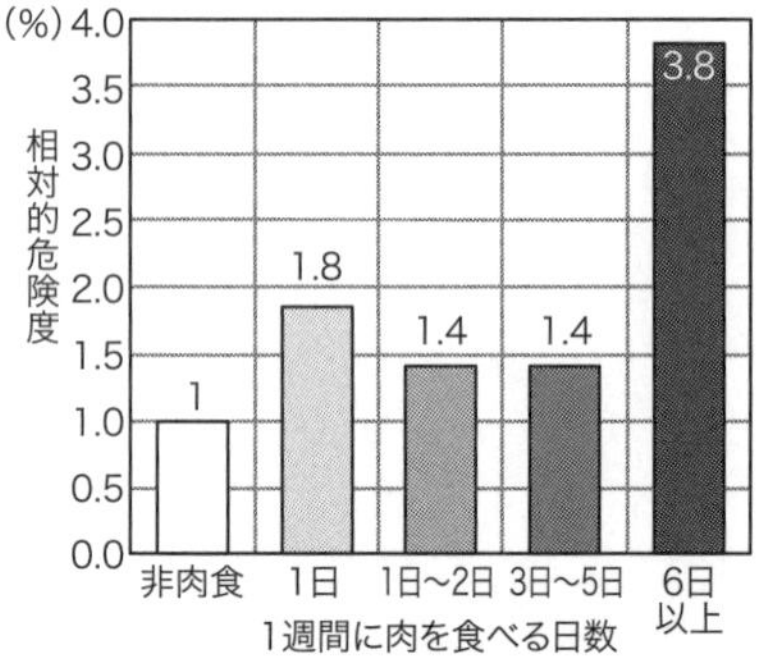

グラフ 22　糖尿病による死亡と肉食頻度の関係

出典：『新版　ぼくが肉を食べないわけ』

■炭水化物が多いと糖尿病は少なく、脂肪が多いと糖尿病死

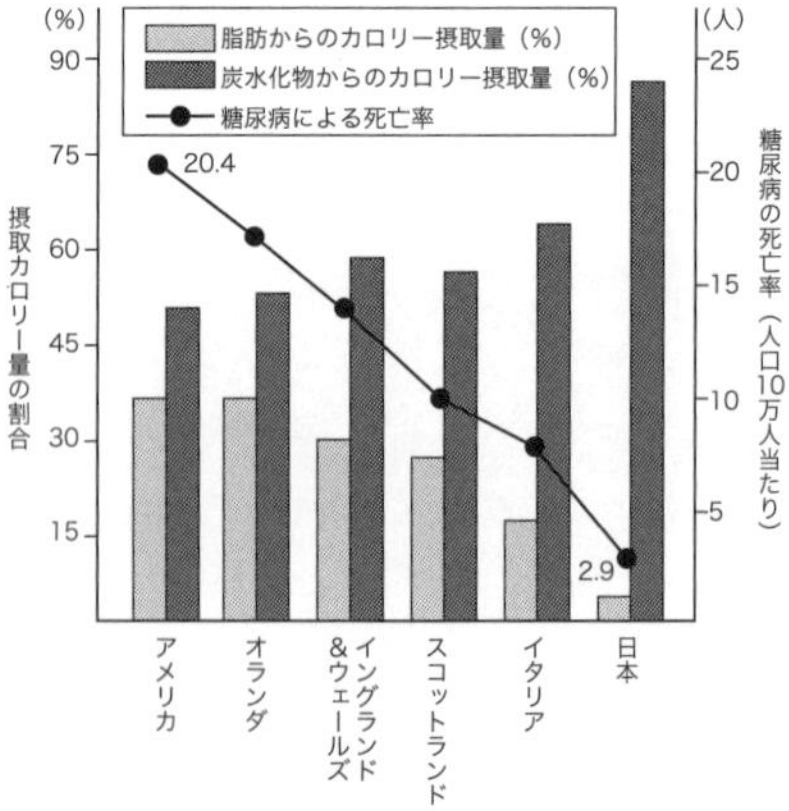

グラフ 23　食習慣と糖尿病死亡率の関係（1925 年頃の数値）

出典：『葬られた「第二のマクガバン報告」』

■黄緑色野菜を100とした場合の肉の発ガンリスク

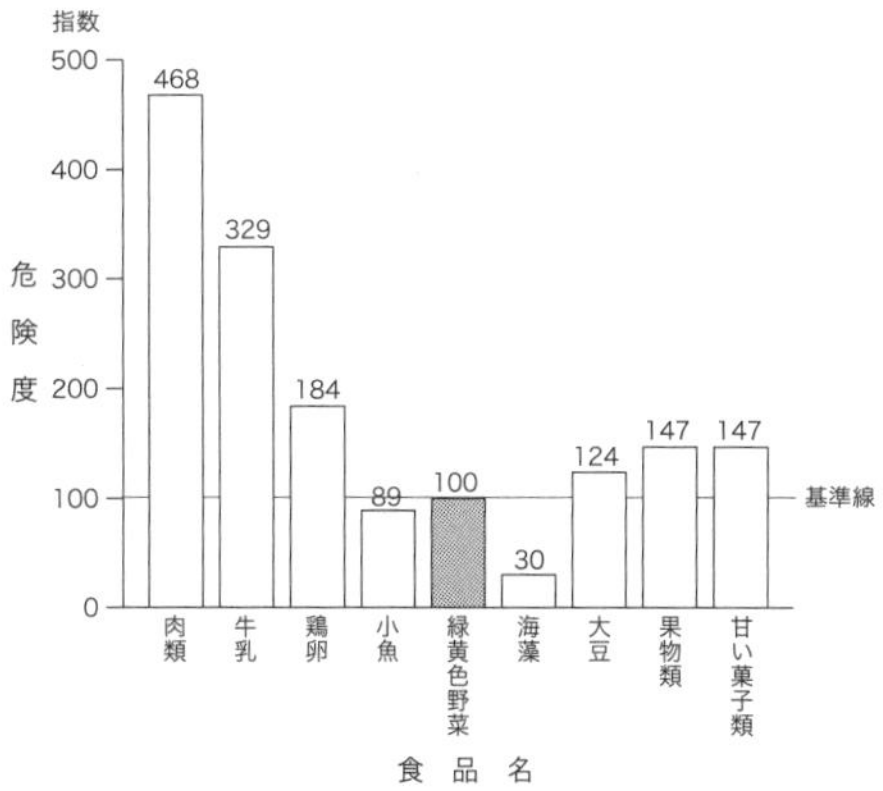

グラフ24　発ガン危険度指数

提供：森下敬一博士

なのに、マスコミは、この事実から眼をそらさせるため、糖質制限ブームをあおってきました。三大栄養素の一つ糖質（炭水化物）を止めたら、残るのは、たんぱく質、脂肪だけです。これは、大衆を〝肉ばなれ〟から食い止め〝肉食〟にひきもどすのが狙いです。

巧妙な大衆〝洗脳〟だったのです。

グラフ23は、炭水化物を多くとるほど糖尿病は少なく、脂肪を多くとるほど糖尿病死亡率が高まることを証明しています。

●悪玉菌が肉を食い毒物を産む

肉食するとガンが増える。そのメカニズムは、腸内細菌で説明しました。

肉をはじめ動物食品は、悪玉菌の大好物です。だから、肉や牛乳、チーズなどを食べるほど、悪玉菌が増えます。

さらに、これら動物食を食べた悪玉菌は、さまざまな有害、有毒、発ガン物質を、分解生成物として腸内に放出するのです。

これらが体内を血液に乗ってめぐり、全身を汚染します。

このメカニズムを知れば、「ガン患者は肉を食べろ」とか、「年寄りほど肉を食え」などいったメチャクチャな発言などできないはずです。

ましてや、本に書いて出版することなど絶対許されません。それは、まさに間接的な〝大量殺人〟につながるからです。

肉の発ガンリスクを**グラフ24**で示します。

黄緑色野菜を一〇〇としたときの発ガン危険度を比較したものです。

肉の発ガン指数は四六八。つまり野菜の四・六八倍、発ガン危険度があるのです。つづいて牛乳三・二九倍、鶏卵一・八四倍……。卵も発ガンリスクがあることを知ってください。

肉食派、知らぬうちに食料ハイジャッカー

●牛肉は大豆の二〇分の一！

お肉はどのようにして作られるのでしょう?

いうまでもなく家畜にエサを与えて太らせ、その肉を人間が食べるのです。

■ **20キロの大豆が1キロの牛肉に化ける**

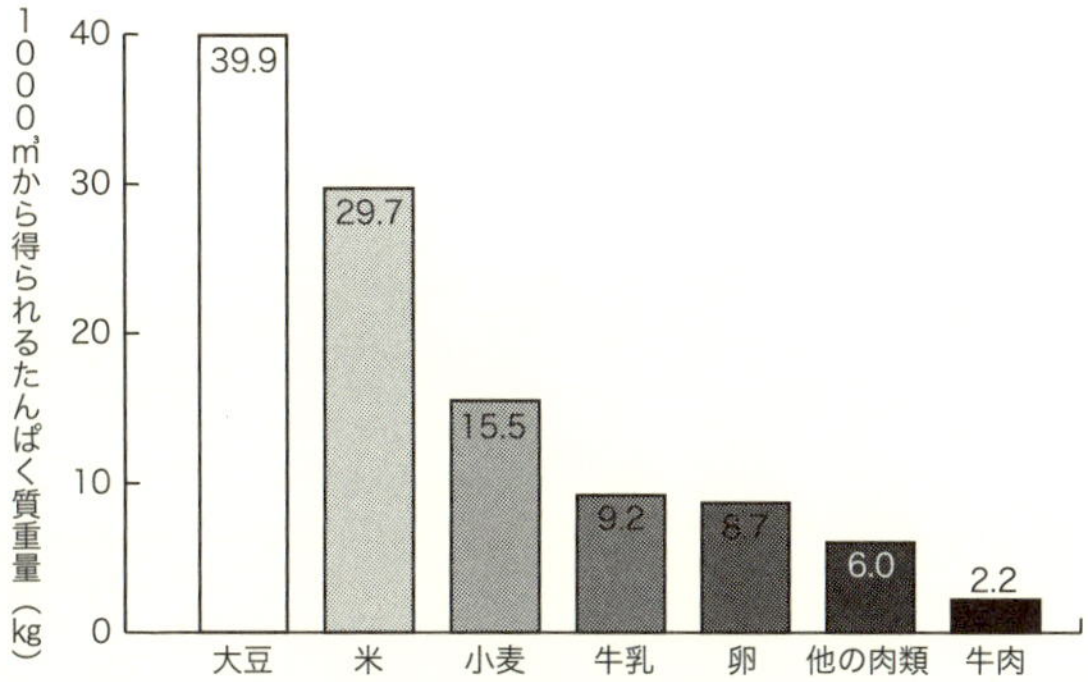

グラフ25　大豆と牛の「やさしさ」比較
出典：『早く肉をやめないか？』

そのエサとは、ほとんどが穀物です。牛や豚、鶏など家畜は、そのエサで生きていきます。つまり、穀物の栄養分は、まず家畜を育て、生かすため使われます。

グラフ25は、一〇〇〇平方メートルの耕地から得られるたんぱく質の量を比較したものです。もっとも生産効率がいいのが大豆です。ほぼ四〇キロ収穫できます。

右端を見てください。牛肉はわずか二・二キロ。大豆の約二〇分の一……。

これは、大豆二〇キロを牛にエサで与えても一キロの肉しかとれないことを意味します。大豆なら二〇人養えるのに、大豆を牛にエサで与えると一人しか養えない……。

つまり、牛肉を食べる人は、残り一九人分の食糧をハイジャックしたことになる。

●多くの病苦は横取りの報い

こんなことを意識している肉食派は、日本では皆無でしょう。

しかし、欧米ではちがいます。ベジタリアンやヴィーガンが急速に増えている背景の一つに、この食糧ジャック問題があるのです。

肉食者は、他者の食糧を横取りしている。

その事実に気づいた若者たちが、率先してヴィーガンになっているのです。

しかし、他人の食糧を横取りしたツケはあまりに大きい。

それは、大腸ガンや乳ガンなどによる苦しみと死です。あるいは心臓マヒによる突然死、糖尿病により足が腐って切断する悲劇……。

まだまだ、あります。あげていたらキリがない。

肉食者・動物食者をおそう数々の悲劇は、無知の悲劇とともに、他者の食糧を横取りした報いなのです。

●大豆は抗ガン食のトップ

二〇キロの大豆を独り占めにして、牛に食べさせ、その肉一キロを食う……。

それにくらべて、ベジタリアンやヴィーガンのなんと心地好いことでしょう。

二〇キロの大豆を一人一キロずつ分け与えてみましょう。すると、牛肉たんぱくでは一人し

■お肉料理から、豆料理にシフトしよう！

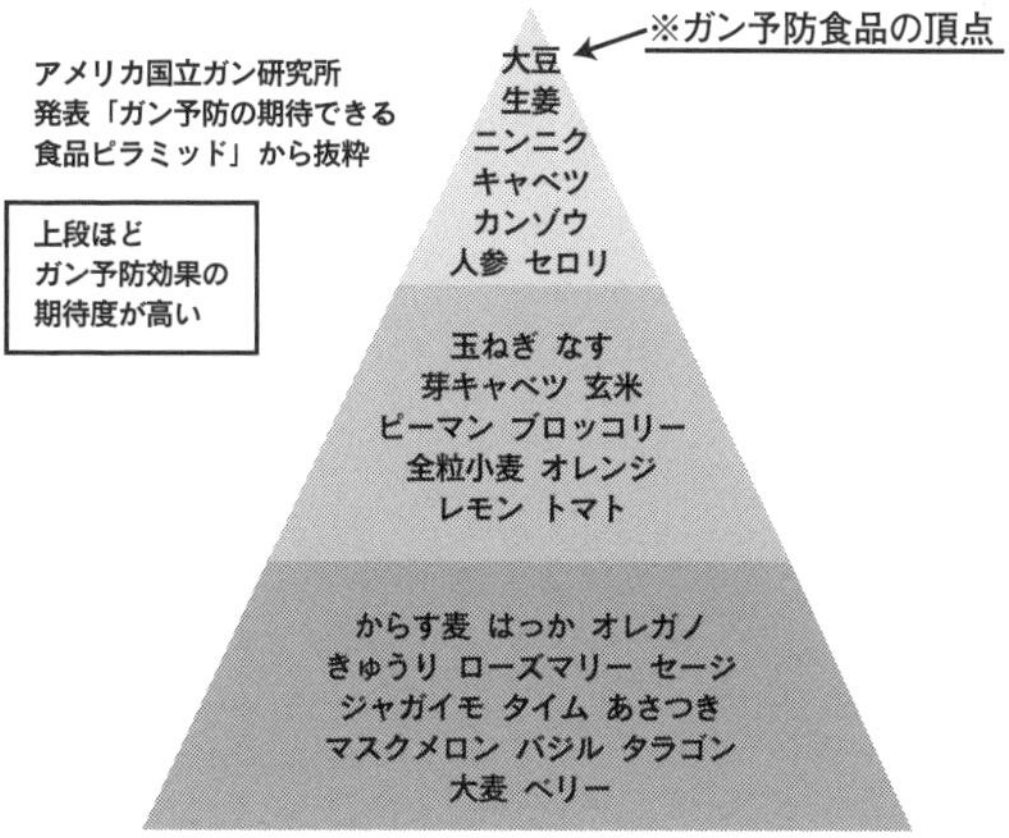

図 26　政府も絶賛！大豆はベストワンの抗ガン食だ！
出典：アメリカ国立ガン研究所

か生きられなかったのに、同じ食料で二〇人が生きられる。

さらにこの二〇人には、福音が待っています。それは、健康と長寿という恵みです。とくに、人類の業病といわれるガンを、まぬがれることができるでしょう。

なぜなら、大豆こそ、ガンを防ぐベストの食材なのですから……。

アメリカ政府ですら、抗ガン食品のトップに大豆をあげて、推奨しています（図26）。

食料を分かちあい、それで恵みがガンからの救済なのです。

そして、他者と共生するよろこび……。人類の未来にも希望の光が差してきます。

世界で食糧危機が叫ばれています。しかし、一人ひとりが菜食すれば、地球は一〇〇億以上の人口でもゆうに養えます。
　それにたいして肉食は、みずからの肉体とともに、地球をも滅ぼすのです。

●菜食にすれば万病が治る

「米国は毎年、心臓病治療に何十億ドルもかけている。それでもいまだに死因の一位。年間、六〇万人が命を落とす。ステントやバイパス手術は一時しのぎにすぎない。一九七〇年代初頭には、中国農村部の心臓病は米国の一二分の一。パプアニューギニアではほぼゼロ。理由は実にかんたん。欧米食がなかったから。肉も乳製品もない」（『フォークス・オーバー・ナイブス』）
　このすぐれたドキュメント映画で、専門家は継承を鳴らしています。
「欧米式の食生活で、毎年五〇万人のアメリカ人が、体を真っ二つに切り裂かれ、心臓はむき出し、足から血管を取り、心臓に縫い付けられ、心臓バイパス手術で胸を切り裂かれることになる。それでも菜食主義は、やり過ぎというのですか？」（エセルスティン医師）
「菜食以上の効果をもたらす医療を私は知らない。政府が動物食の害を議論さえしないのは、既得権を守るためです」（コリン・キャンベル博士）
「米国人の多くが肥満です。四六万人の女性が肥満から心臓病、脳卒中で亡くなっています」
（ジム・ホーカー博士）

「糖尿病、高血圧、骨粗しょう症、動脈硬化にガン、自己免疫疾患が増えているが、これも菜食で解決できる」（ビル・サーディ博士）

「ハワイでも移民一世は健康で大腸ガン、乳ガン、リウマチ、多発性硬化症、肥満、どれとも無縁です。八〇～九〇代でも健康そのものでした。二世は太り、病気に肥満に苦しんでいます。食生活がまぎれもない原因です。一世は米と野菜が中心でしたが、二世は米の代わりに動物性食品や乳製品を食べたからです」（ジョン・マクドゥガル医師）

「クスリ・注射なしで、息切れ、咳、胃もたれ、吐き気など持病は治ります。安眠でき、疲労感もなくなります。肥満、歩行、外出困難、慢性空腹感、めまい、ほとんどの症状がヴィーガン食療法で治ります」（マット・レーダーマン医師）

第6章　ハンバーガーが、人類と地球をほろぼす？

——不妊症男子の七七％が「バーガー大好き！」

精子半減、不妊症激増！

●人類の精子五〇年で半減

人類の精子が激減しています。

なんと戦後五〇年間で、半減しているのです（スカケベック報告）。

デンマークのN・スカケベック博士は、世界の二一か国の約一万五〇〇〇人の精子を観察して驚愕します。一九四〇年にくらべて、一ccあたり約一億二〇〇〇万匹だったものが、一九九〇年には六〇〇〇万匹と、五〇％に半減していた……！

これは、人類の生殖能力が半減していることの決定的な証明です。

それだけではありません。研究者たちは警告しています。

「……さらに毎年二％のいきおいで、減り続けている。二五年後には、約三〇〇〇万匹と、さ

らに半減するおそれがある」（『奪われし未来』翔泳社）

この衝撃リポートから、すでに約三〇年が経過しています。

現在の人類の精子は、さらに減り続けていることは、まちがいありません。

ＷＨＯ（世界保健機関）は、男性不妊症を次のように定義しています。

①精子数二〇〇〇万匹以下

②精子活性度が五〇％未満

これ以下だと、子どもができない。

不妊症として治療が必要というのです。

●九八年、大学生九七％不妊

スカケベック報告のショックは精子激減だけでありません。

さらに、「人類全体で、こう丸腫瘍が三倍に増えている」。博士は精子激減と生殖能力の破壊で、人類は絶滅する……と悲嘆しています。

博士の懸念が、まっさきに現実のものとなったのが日本です。

一九九八年、帝京大学医学部は、驚くべき報告を行っています。

「……健康な体育系学生でも、精子が『不妊レベル』を超えたのは三四人中一人」

つまり、前出のＷＨＯ基準①②をクリアしたのはわずか一人（三％）。残り三三人（九七％）

■現代の日本人のほとんどに、自然な生殖能力は失われている……

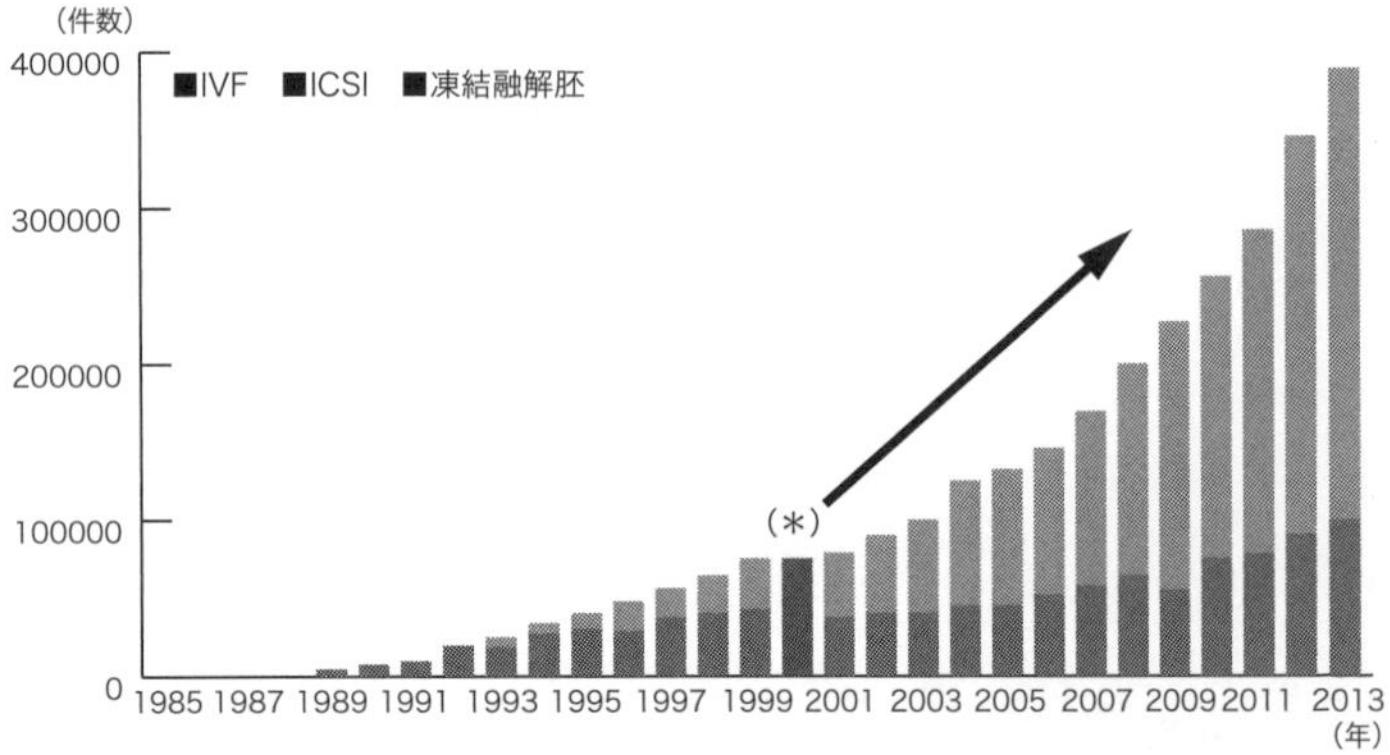

グラフ 27　不妊治療の実施件数の推移
出典：日本産科婦人科学会 2013 年データ

は、不妊症だった……。

大学生といえば、性欲旺盛で、生殖能力も抜群のはずです。

その九七％が「生殖不能」の不妊症とは！

絶句するしかありません。

この研究を行った同大学医学部の押尾茂講師は、別の研究でも同様の結果を得ています。

「二〇代男性を調べたら、正常精子をもっている男性は五〇人中わずか二人（四％）でした」

●不妊治療五倍と爆発増！

スカケベック博士は、人類の不妊症は増え続け、最後に人類は絶滅する……と、予告しています。帝京大学の研究は、それを裏づけます。

日本では一九九八年の時点で、男子大学生の九七％が不妊レベルだったのです。

グラフ27は、日本での不妊治療の増加グラフです。九八年当時（＊印）と比べてください。

当時ですら若者の三～四%が不妊レベルだったのです。

それが二〇一三年では、九八年の五倍以上も不妊治療が激増しています。

日本は不妊治療を受けている患者数は、なんと世界一です。

そして顕微授精などには、先天異常、発達障害、精神遅滞などのリスクもつきまといます。

さらに、せっかく妊娠しても喜べない。流産や死産を定期的にくりかえす。

不妊症につづき、いわゆる不育症も急増しているのです。

肉好き、ハンバーガー好きほど不妊症

●肉を食べるほど子ができない

不妊症の原因は、ひとつではありません。

自然環境や身の回りに増え続ける環境ホルモンも大きな作用をしている、と考えられます。

そのなかで、不妊症の元凶として着目されているのが肉食です。

「――お肉好きなひとほど、不妊症になる」

決定的な学術データがあります。

世界各国の「出生率」と「動物たんぱく質」摂取量を比較したものです（図28）。

■動物たんぱくを食べる国ほど少子化に悩んでいる

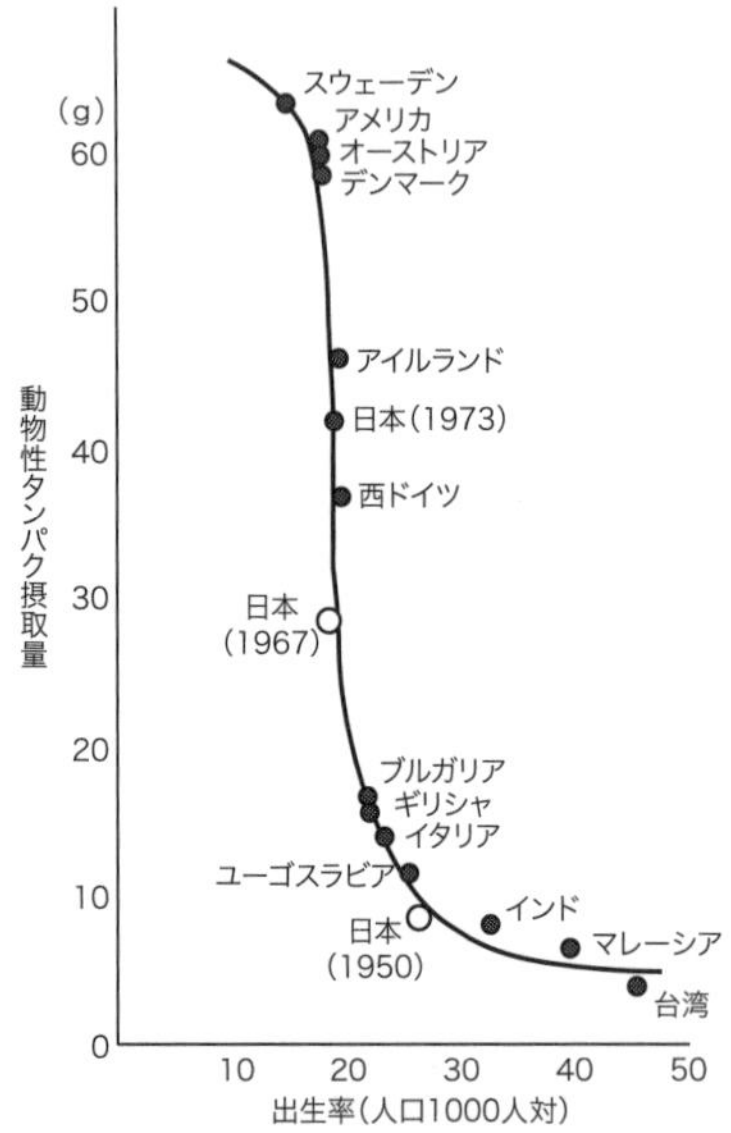

図 28　各国の動物性タンパク摂取量と出生率

出典：横野靖『医学のあゆみ』97・9、1976「人間の老化と栄養」より改変

欧米諸国は肉食中心の食事です。一日あたり約六〇グラムは食べるスウェーデン、アメリカ、オーストリア、デンマークなど先進国ほど、「出生率」（人口一〇〇〇人あたり）が、二〇人以下、と少なくなっています。毎日食べる「動物たんぱく」量が三〇〜五〇グラムと中程度のアイルランド、西ドイツなども二〇人レベル。少子傾向にあります。

ところが、一日約六グラムと先進国の一〇分の一のマレーシアの「出生率」は、スウェーデンの二・七倍の四〇人も産まれています。

マレーシア、インドなど、動物たんぱく質の摂取量が少ない国ほど、「出生率」は高いのです。

●避妊以前に子どもができない

図28で注目すべきは日本です。

一九五〇年、日本は「出生率」は三〇人に近い。それが、六七年、七三年と動物たんぱく質（肉）を多く食べるようになり、「出生率」も減少しています。

つまり、高度経済成長とともに、日本の「出生率」は低下している……。

これには「先進国は避妊が進み、後進国は遅れている」という反論もあるでしょう。

しかし、先進国では、高額な不妊治療に殺到するカップルが激増しているのです。

これは産児制限では説明できません。たとえば不妊治療が激増している日本の現状を直視してください。さらに、スカケベック報告や帝京大報告を見てください。

世界は産児制限以前の、危機的状況におちいっているのです。

●米ハーバード大学の警告

「ハンバーガー好きほど、子どもができない」

それを証明するデータもあります。

米ハーバード大学（公衆衛生大学院）が、二〇一〇年一〇月から一年間、一八～二〇歳の健康な若者二〇九人を対象に調査した結果です。彼らの精子サンプルと、何を食べているかを比較すると、トランス脂肪酸を沢山とっている青年ほど精子数が少ないことが証明されたのです。

研究者は、こう警告しています。

「トランス脂肪酸は、ハンバーガーなどファーストフードに多く含まれる」ついで、「コレステロールを多くとるほど精子数や精液量が減る」と、同研究チームは指摘しています。

同チームは、さらに不妊治療中の男性一五五名（一八～五五歳）も調査しています。

そして不妊男性の特徴として、「ハンバーガーやホットドッグ、ベーコンなど赤身の加工食品を好んで食べていた」「これら加工肉を食べるほど、正常精子の比率は少なかった」（同チーム）。

これにくらべて「魚をよく食べる男性ほど、精子数・正常精子比率が高かった」という。

やはり、日本食が優れていることがわかります。

●菜食でSEX五倍強くなる

こんな報告もあります。菜食するとSEXは肉食より五倍強くなるというのです。

睡眠時ペニス勃起時間（いわゆる〝朝だち〟）を観察した報告によると、菜食者は肉食者の四七七％勃起時間が長かった。

また、睡眠前に植物食を食べると、肉食に比してペニスの太さが八・七九％増大。つまり、それだけ硬くなっている。

これらは、SEXの回数と持続力に影響してきます。

「ステーキ男が柔らかくて、サラダ男が硬いなんて……」

実験に参加した若者も、肩をすくめて笑います。

人類に〝毒〟を食わせるマクドナルド

●米市民団体、衝撃の意見広告

「……マクドナルドは、アメリカ人に〝毒〟を食わせている！」

なんとも衝撃的な告発です。

このショッキングなキャンペーンを展開したのはアメリカの市民団体「全米心臓病救助協会」（ＮＨＳＡ）。一九九〇年四月、同協会は、『ニューヨーク・タイムズ』『ワシントンポスト』など全米主要一五紙朝刊に、一斉に意見広告を掲載した。

その朝、新聞を開いたアメリカ国民は度肝をぬかれ、眼をむいた。

そこには「POISONING OF AMERICA」（毒を食わされるアメリカ）、の大文字とマクドナルドの主要食品「ビッグマック」「フレンチフライ」の鮮明なイラストが描かれている。

アメリカの市民団体も、やることがドでかい。

この広告料だけで、ナント五〇万ドル（当時、約七九〇〇万円）。一歩まちがえば、裁判沙汰にもなりかねない。しかし、この団体は本気です。一歩も引かない。

●心臓病原因の油まみれ

「心臓病救助協会」は、こう主張する。

「――ビッグマックとフレンチフライを食べると、心臓によくないアブラ（飽和脂肪酸）を二五グラムもとることになる」

これが、いかに体に悪いか。具体的に指摘している。

「ハンバーガーに使われる牛肉の脂肪は二一・五グラムもある。さらにフレンチフライ（フライドポテト）も、質の悪い牛脂を使って揚げている」

これらアブラが、心臓病や脳卒中、さらに大腸ガンなどを起こす。それはもはや、反論の余地はない。だから、この市民団体は堂々と「アメリカ人は〝毒〟を食わされている」と、全米の大手新聞に全面意見広告を打ったのです。

なにしろ、当時のアメリカ人は、一人平均年間約二〇〇個もハンバーガーを食べていた！

この消費量であれば、バーガーの中の危険なアブラは死に直結する。

この意見広告には、アメリカ民主主義の底力を見せつけられた思いがします。

……しかし、いまやマクドナルドは、世界最大のファストフードチェーン。グローバル展開で、世界のあらゆる国でビッグマックとフライドポテトが食べられている。

この市民団体の主張を現在にあてはめれば……。

「マックは、人類に〝毒〟を食わせている！」

バーガー一個で熱帯雨林六畳分を破壊

●マック好き家族がアブナイ

マクドナルドが日本に上陸したのは、一九七一年です。

当時は、わずか五店舗。売上げも二億円ていどでした。

それが、わずか二〇年で七八一店、売上げ約二〇〇〇億円と急成長しています。

そして、一九九九年には国内三〇〇〇店を達成。全国どこにいっても、あのおなじみの赤地にM文字の看板が目につきます。

そして、現在もマクドナルド店舗には長蛇の列……。

まさに、アメリカについで日本でも、〝国民食〟のような様相を呈している。

わたしが心配になるのは、若いひと、そして、家族連れが多いことです。

子どもたちは、思い切り口を開いて、ビッグマックをほおばっています。

お母さんたちはフライドポテトをつまみながら、会話に余念がありません。

第2章で述べたように、週に二、三回フライドポテトを食べた人の死亡率は二倍……。

あなたもまちがくなく同じ運命をたどるでしょう。

不妊男性の七七％は、ハンバーガー大好き。

あなたのお子さんも将来は、おそらく不妊症でしょう。

さらに忘れてはならないのは、肉好きは八倍心臓マヒで死ぬ——という事実。

あなたの家族全員に、ポックリ病（アテローム血栓症）の危機が迫っています。

それでも、家族でマックに通う気になりますか？

●『買ってはいけない』で告発

わたしはかつて、マクドナルドを名指しで厳しく批判したことがある。

それが『買ってはいけない』（一九九九年、金曜日）。半年で二五〇万部という驚異的ベストセラーとなった。記憶しているかたも多いでしょう。一部を再録します。

「……ふだんの食事をマクドナルドですませるような若い女性や男性に、味覚障害や精子激減など、いわゆる〝ファストフード症候群〟と呼ばれる深刻な症状も現れている。さらに狂牛病の恐怖まで上乗せだ。『牛肉一〇〇％』というコピーも信じられない。消費者はパンにはさんであるハンバーグ（パティ）が『全部牛肉』と思い込む。ところが『最上級の牛肉一〇〇％』とうたう会社ですら、実は『牛肉六五～八〇％だった』というテスト結果がある。あるハンバーガーの場合、牛肉はたった二〇％。全体肉量は四五％なので『ほかの肉』が何なのか気になる。かつて、『文藝春秋』（一九九〇年一一月号）に『大手のハンバーガーに乾燥食用ミミズが使われている』とメーカー開発室長の詳細な証言が載っていた」

ＣＭで堂々と「牛肉一〇〇％！」とうたっておきながら……半分以下！

さらに、原材料にミミズとは……！　同社開発室長の証言なので、信用できるはずです。

〝残りの肉〟の詳細について、マクドナルドからの回答、説明はありませんでした。

●熱帯雨林を〝食べている！〟

さらに、告発はつづきます。

「……牛肉自体も最悪だ。たとえば、穀物を飼料に牛を育てるとして、同じ面積の耕地から人類が摂取できるたんぱく質量を比較すると、牛肉は大豆の約二〇分の一。それだけ、〝効率〟が悪い。牛肉が〝食肉のキャデラック〟と呼ばれるゆえんだ。すでに中南米の半分ほどは破壊され、肉牛用の牧草地になっているという。ここから、ハンバーガー用の安い牛肉が供給されている。環境団体の試算では、マクドナルドのハンバーガーを一個食べると、約九㎡の熱帯雨林を滅ぼすことになるという。ほぼ六畳一間。いわゆる〝ハンバーガーコネクション〟だ。『ビッグマック』なら、熱帯雨林六畳二間分たいらげることになる」（同）

子どもをバーガーショップに連れて行ったら、キチンと教えるべきだ。

バーガー一個食べた子には「おまえは今日、熱帯雨林を六畳一間分、食べたんだよ」。子どもは、目を白黒することでしょう。これが、本当の教育というものです。

マクドナルドは、広告でもウソをつく

●オージービーフ一〇〇％の嘘

さて、『買ってはいけない』の後日談。わたしは、この本で他の大企業も何社も実名で告発、批判しています。しかし、抗議はまったくありませんでした。

例外は二社です。マクドナルドと味の素です。

マクドナルドは、広報から若い男性がやって来ました。

「記事のどこがまちがいなの？」

たずねると、こう答えました。

「弊社のバーガーが熱帯雨林を破壊する、と書かれています。しかし、マクドナルドの牛肉は、すべてオージービーフ。つまりオーストラリア産牛肉のみです。なので関係ありません」

ああ、そう……と、わたしは、手元の世界地図を広げてオーストラリアの地図を示した。

地球の熱帯を示す緯度に、オーストラリア大陸北部も含まれている。

「だから、オーストラリアは熱帯と無関係とはいえないでしょう」

若い社員は「アッ、そうですねぇ」と地図をのぞきこむ。

●「最安肉を世界から」（藤田社長）

わたしは、ピシャリと言った。

「そもそも、マクドナルドの牛肉はオーストラリア産のみ、というのがウソ八百だ！」

「いえ、そんなことありません。弊社は、オージービーフしか使っていません！」

若い社員は、ムキになって反論する。

「そうかい、なら、これを見なさいよ」

わたしは、手元のファイルから『週刊ポスト』のインタビュー記事を見せた。

そこには、当時の日本マクドナルド社長、藤田田氏の直撃インタビューが顔写真とともに大きく掲載されていた。

取材にたいして藤田社長は、得々とこう述べている
「……わが社の戦略は、グローバル・パーチェシング、世界一括購入ですよ。牛肉、ポテト、タマネギなど原材料は、その時々の為替、原価を見て、もっとも安い国から購入する」

社長自身が、牛肉などは全世界でもっとも安い肉を輸入する……と公言している。

しかし、会社広報誌には「マクドナルドは、オーストラリア産のオージービーフのみ使用」と、堂々と印刷している。

広告やＣＭでも、「マックはオージービーフ一〇〇％！」と、長年やってきた。

それを、当の社長みずから、「世界中から一番安い肉を買っている」とバラしてしまった。

わたしは、若い広報社員に、週刊誌記事コピーを突きつけた。

「おたくの社長が、世界中から買ってると言ってるんだよ。いったい、広報が正しいのか、社長が正しいのか。どっちだ？」

「ハイ！　社長が正しいですッ」

若い社員は、最敬礼して、飛ぶように帰っていった。


このように、大企業は広報、ＣＭまで、堂々とウソを垂れ流す。

だから、テレビや新聞の広告は、いっさい信用してはいけない。

第7章 「スーパーサイズ、ミー！」マックで死にかけた

――「一か月マックのみ」実験に挑戦した映画監督

なんでもありのジャンクフード業界

●マックの年利益一兆五〇〇〇億円

マクドナルドの食事は、不健康そのものである。

それは、だれもがあたりまえ、と思います。

ところが――。

「……私たちは、皆、一人残らず『空腹』と『死』という宿命の『顧客』なのである。空腹と死のために、莫大な金がつぎこまれ、また巨大なビジネスが産まれてくる。アメリカの食品業界と健康業界は、その巨大マネーゆえに、世界でもっとも影響力をもつグループの一つになっている。食品メーカーや健康関連会社によって生み出される利益は、驚くべき額である」（コリン・キャンベル博士『チャイナ・スタディ』）

まさに、世界ファストフードの覇者マクドナルドなど、その典型です。利益は年間一五〇億ドル（約一兆五〇〇〇億円）を上回っている（『チャイナスタディ』前出）。

売上げでなく、利益であることがスゴイ……。

アメリカ人の食費の総計は、個人や政府や企業が購入した食品を含めると、全部で年間七〇〇〇億ドル（約七〇兆円）を超えるのです。

●寄付で成り立つ業界支援団体

これら巨大食品産業には、心強いサポーターがいる。

販売促進を側面から支援する業界団体である。米国酪農評議会、米国食肉協会……などなど。

これら組織は、一見それぞれ独立して経営を行っているようにみえる。しかし、その経営を支えているのは、各々、食品企業である。

つまり、その経営の多くは「寄付」（ドネーション）によって成立している。

それら業界団体は、大企業の利益を守るための別動組織なのである。

なかには、年間予算として数億ドル（数百億円）も抱えている団体もある。

「……これら食品メーカーと支援団体は、商品の魅力を伝え市場を広げるため、利用できるものなら何でも利用していく。支持しているメーカーが販売している食品の栄養効果をアピールすることも、その一つである。同時にこれらの企業や支援団体は、販売している食品が『健康によくない』などとは思われないように気をつけなければならない。もし、ある商品が、ガンや他の病気と関連していたりすると、売上げが減少してしまうからだ」（同）

悪魔に魂を売ったメディア、研究者

●ガンより根深い病巣

〝かれら〟の支配力は、マスメディアや学界にまで及んでいる。

そこでものをいうのが、裏金である。

キャンベル博士は、このように巨大ビジネスの裏側を告発する。

「食品メーカーは、自社商品は『健康に良い』と宣伝したり、少なくとも『わりと良い』とPRする必要がある。こうした背景のもと、食品ビジネスの世界では、栄養に関する科学は『マーケティング』というPRに〝差し替えられる〟のである」（同博士）

そして、〝かれら〟は有力な科学者に忍び寄る。

こうして悪魔に魂を売り渡す政治家、医者、科学者があとを絶たない。

それを、キャンベル博士は「ガンより根深い病巣」と嘆く。

博士は『チャイナ・スタディ』の執筆を続けるうちに、医療をとりまく「ゆ着」という名の

〝伏魔殿〟にたどりつく。

「科学の暗部は、『ゆ着』に支えられていることを知る。つまり利権が支配している。科学がカネの奴隷におとしめられている。世の中にはイカサマ商法と健康詐欺があふれている。そして、『科学の砦』の役割は、これらペテン師たちを守ることなのだ」(『牛乳のワナ』拙著より)

●「マクドナルドは最高だ!」

博士は、テレビ番組を見て愕然とする。

画面では、人気ニュースキャスターが「栄養問題」について、討論していた。そこには、アメリカの栄養学者たちを牛耳るボス学者、ボブ・オルソンが出演していた。

そこで絶賛されていたのが、全米科学アカデミーが作成した『健康に良い食習慣』という報告書だった。

キャンベル博士にいわせると「この報告書は、あまりに粗末で、中身はペラペラ」だった。

「……しかも、その報告書では、なんと、肉の多い高脂肪のアメリカの食習慣をほめあげ、『基本的にアメリカ人の食生活はすべて良い』と認めていたのである。科学的な観点からすれば、このメッセージは、どうしようもないほどひどいものだった。番組の中で、司会のトムがファストフードについてたずねると、(栄養学者の)ボブ・オルセンが自信をもって『マクドナルドのハンバーガーは栄養的に申し分ない』と言ったやりとりを、私は忘れない。栄養に関して最高峰とされるエキスパートが、マクドナルドのハンバーガーを賞賛するのを何百万人もの視聴者が見ていた。そのことを考えるとアメリカ中の消費者が困惑したのも当然だろう」

むろん、このような学者を登場させ、ジャンクフードを礼賛させたテレビ局も同罪だ。

かれらは、けっきょく、同じ穴のムジナ。企業からのカネや利益に、魂も誇りもとっくに売り渡しているのである。

笑いと涙の映画『スーパーサイズ・ミー』

●一か月マックを食べ続ける

しかし――。

同じメディア関係者でも、魂を売らないヤツもいる。

その映画監督は、世界最大のバーガー企業に、真っ向から挑戦してみせた。

そして、完成したドキュメント映画が『スーパーサイズ・ミー』（二〇〇四年公開）。

監督・主演は、モーガン・スパーロック。彼は、みずからの身体を実験台に、体当たりでマクドナルド製品の有害性を告発して見せた。

つまり、一か月間、一日三食、食べるものはマクドナルドだけ――と決めて撮影を開始した。

タイトルも皮肉がきいている。

■一ヶ月間マックだけ！という壮絶記録

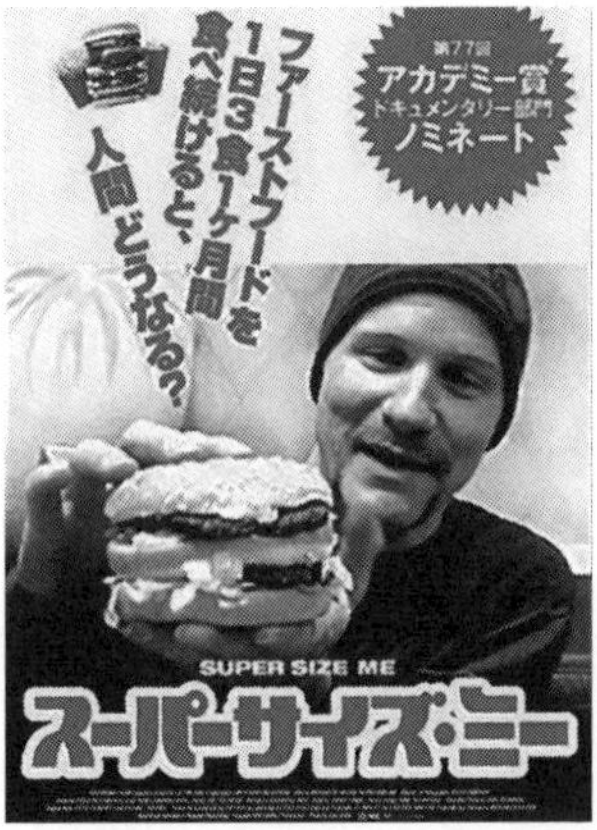

日本ではお目にかからないが、アメリカのマクドナルド店頭には、〝スーパーサイズ〟なる特大メニューがあった。フレンチフライの容器など、まさにバケツ並み。モーガン監督は「マック食品で、ぼくも特大にして！」と、シャレをきかしているのだ。

●アカデミー賞候補に輝く

「ファストフードを一日三食一か月間食べ続けると、人間、どうなるか？」

じつは、わたしもこの作品には少しかかわっている。

日本語版が完成し、発売まえにプロダクションから電話があった。映画パンフ用に、「解説」を書いて欲しいとの依頼だった。

喜んで快諾した。送られてきたデモDVDを幼い息子と一緒に見て、笑ってしまった。映画のほんらいの狙いはマクドナルド告発なのだが、大上段に構えていない。

全編コミカルで、ユーモアあふれた作りとなっている。

若い監督は、上半身裸になって、体型の変化を撮影する。だんだんおなかが膨らんでくるのが、おかしい。

そして――。この実験映画は、なんと、その年のアカデミー賞「ドキュメンタリー部門」にノミネートされた。惜しくも受賞はならなかったが、アカデミー委員会もなかなかオツなことをやるものである。

日本なら映画関係者でも、マクドナルドの圧力を恐れ、ビビって二の足を踏みかねない内容なのだ。

●体に異変、たまらず嘔吐

映画は一見、おふざけに見える。それは監督のしたたかな戦略でもある。

それは、二人の専門医が連日、体調チェックしていることからもわかる。

映画は二人の医師の体調チェックの診断シーンから始まる。

医学的にも極めて真面目な実験なのである。

笑ってしまうのは監督の美人ガール・フレンド。彼女はヴィーガン・シェフである。

それでも恋人の無謀チャレンジを、やさしい笑顔で見守る。

さあ、冒険と撮影の開始！

彼は郷里テキサスの街中のマック店舗を攻撃する。三食食べ歩きスタートだ。

並行して、ジャンクフードを批判する研究者たちに、果敢に突撃インタビューを試みる。

さらに、マクドナルドを訴えた弁護士にもカメラを向けている。

しかし、取材の途中の彼に、異変がおそう。

クルマの運転席でもバーガーを食べ続けるうちに……。

「……腕がピクピクしている。大量の糖分のせいだ」

（一五分後）目をつぶって、シートにもたれかかる。

「マック天国かい？」カメラマンがちゃかす。

（二二分後）左手のハンバーガーを無理やり口に詰め込む。

「だめだ！　死ぬ」

ウッとこみあげ、窓から路上に大量におう吐してしまう。

●なんでも特大、狂った食生活

みずからの体を犠牲にしながら、告発を貫く。その姿勢は、無謀だがアッパレともいえる。

彼の突撃取材に、専門家たちは正直に答えている。

政府担当者は、絶望的状況に首をふる。

「……アメリカの直接医療費は、この五年間に倍増している。一九九七年では四四〇億ドルだったが、二〇〇二年には九二〇億ドルにまでたっした」

D・サッチャー医学博士（元保健社会福祉省、医務総監）が登場。彼は二〇〇〇年、医務総監として初めて、肥満を国家問題として警鐘を鳴らしている。

「……どのファストフード店でも、なんでも『スーパーサイズ』。どの店でも、店員は特大を勧めます。『あと、五セントで買えますよ……』」と溜め息。

「スーパーサイズ」競争は、マクドナルドだけではない。どの企業も、先を争って特大化を図っている。そのため一・六リットル入りの炭酸ソーダまで登場。ほとんど一升瓶と同じ。これをガブ飲みすれば、糖尿病へまっしぐらだ。

たしかに、アメリカの食生活は病んでいる。完全に狂っている。

●子どもの未来は真っ暗

「……私が懸念しているのは、ここ二〇～二五年の間に、若年層の肥満率が二倍にも増えていることです。この肥満は無数の健康被害につながります」（サッチャー博士）

それは――高血圧、冠状性心疾患、脳卒中、胆のう炎、骨間接症、睡眠時無呼吸症候群、子宮・乳・前立腺ガン、高脂血症、脂肪肝、インスリン抵抗、ぜんそく、高尿酸血症、生殖ホルモン異常、卵巣症候群、生殖障害、成人発症型糖尿病……。

「……肥満児のうち約二〇％の子どもたちが、肝機能に異常をきたしている。我々は、そうした児童の生体検査を行った。すると半数の子どもに瘢痕《はんこん》が認められた。これは肝硬変の初期段階です。つまり、これら児童が、今の食生活や運動不足を生活習慣として続けていくと、肝臓は破綻します。そうなれば臓器移植あるいは死が待つのみです」（サッチャー博士）

●体重一一キロ増、心不全等も

さて、気になるのはチャレンジャー、モーガン監督が、一か月間マクドナルド生活を完遂できたか？　という結末。

彼は、ヘトヘトになりながら、ついにやりとげた！

〝最後の晩餐〟は、心配して見守ってきた友人たちや家族を招いて、マクドナルド店でドンチャン騒ぎ。このあたりの人間臭さが、たんなる告発映画と一線を画している。

そして、一か月間マック漬けの結果は……。

体重は八四・三キロが九五・三キロまで増えた。わずか一か月で一一キロも太ったのだ。

「……心不全の確率も二倍に増えた」「実験中は気分サエず、疲労感があり、情緒不安定に」「性生活はなきに等しかった」「マックを食べるともっと欲しくなった」「食べないとき頭痛がした」（モーガン監督）

実験の後、最後の検査で、体の機能は回復傾向を見せていたが……医師たちは悲観的でした。

「数値が元にもどるか疑問だ。（ファストフードは？）勧めないね。君がよく承知しているだろ（笑）」（S・シーゲル医師）

「マックを続ければ胃も壊すわよ。肝機能もどんどん低下している。続けたら、おそらく冠状動脈性の心臓病にかかる。肝臓も炎症を起こし、硬化しているし」（L・ガンジュ医師）

●変えるのは君しだいだ

映画の終わり、モーガンのメッセージ。

「……マクドナルド自体も、健康志向にイメージをアピールしている。しかし、新製品のプレミアム・チキンサラダはビッグマックより高カロリー。脂肪分は五一グラムだ。一日の脂肪必要量の七九％だ」

「……ぼくは、一か月で一三キロの砂糖を摂取した。一日約四五〇グラムだ。その上、五キロの脂肪をとった。意見はわかる。〝一日三食もマックを食べるからそうなるんだ〟と。でも怖いのは、定期的に食べる人たちだ。毎日食べる人もいる。だから、ぼくの極端な実験も、妥当性はある」

「……イカれた提案を一つ。〝スーパーサイズ〟は、やめないか？　一二〇〇ccのコークや、二三〇グラムのポテトフライが必要か？　選択肢が欲しい。ポテトばかりでなくね。それが第一歩だ。でも企業は変わらない。ぼくらでなく、株主が大事だから。結局はビジネスだ。理屈はともかく、不健康な食品を売って、巨大な利益をあげる。それをやめる企業はない」

「……この仕組みが変わるかは、君しだいだ。今の食生活を続けるならどうぞ。ぼくのように体を壊すだけ。行き先はここ（緊急病院）か、ここ（墓場）だ！　問題は、どっちが先に行くかだ（墓場の墓碑：ロナルド・マクドナルド　一九五四〜二〇一二）」

●マック、スーパーサイズを中止

以下、巻末の字幕ロール。

——二〇〇四年三月、肥満者による食品会社への提訴を禁ずる〝チーズバーガー法〟が下院を通過。

——現在、全米一の肥満の町はデトロイト。だが、テキサス州はしぶとく、新たに三つの都市をトップ一〇入りさせた。

——九キロの減量に五か月かかり、残りの二キロに九か月かかった。

——サンダンス映画祭での本作上映から六週間後、マクドナルドはスーパーサイズの中止を発表。マックは「この映画との関連はない」としている。

第８章　牛乳、チーズ大好き家族の落としワナ

――発ガン、骨折、糖尿病……三五もの病因に

三四歳、小林麻央さん乳ガン死の悲劇

●乳製品で起こる三五の病気

あなたは、これから読むことが信じられないでしょう。

あなたがこれまで信じてきたことと、まったく逆の情報だからです。

でも――。それは、徹底した科学的証拠で裏付けられた真実なのです。

わたしは最近、『牛乳のワナ』（ビジネス社）という本をまとめました。

そこには、牛乳、チーズなど乳製品が原因で起こる三五もの病気をあげています。

わたしがこの本を書くきっかけになったのは、一人の若い女性の悲劇です。

フリーアナウンサー、小林麻央さん。乳ガン。享年三四。二人の可愛いお子さんを残して、あまりに早い、悲しい死です。

■牛乳・チーズはやめて豆乳、豆腐に！

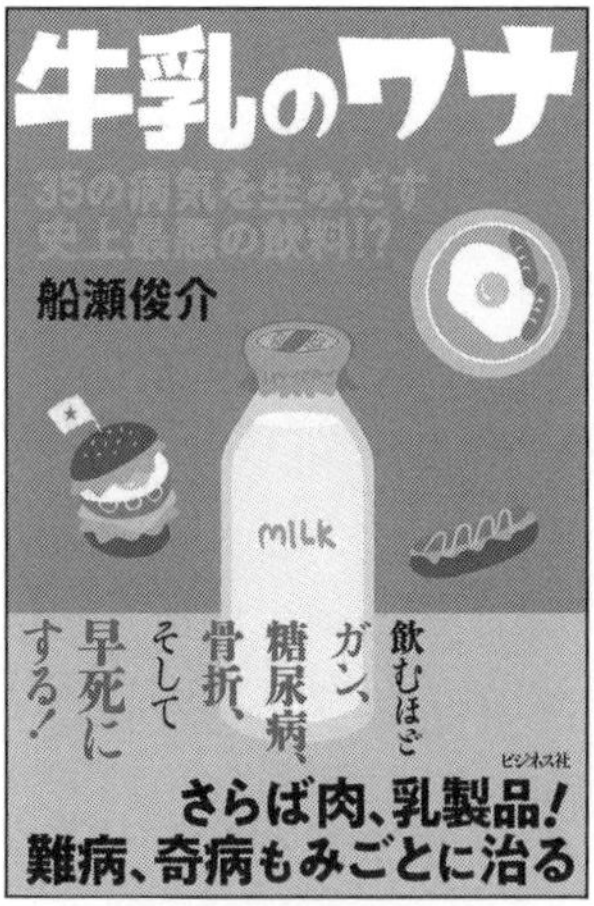

『牛乳のワナ』（ビジネス社）

わたしの知人の医師は、関係者から彼女の治療を頼まれたそうです。しかし、断った。

「もう……末期だから、手のほどこしようがなかった」

彼から、意外なことを聞きました。

「彼女は、ピザが好きだったんだね。チーズは発酵食品だから、体にいいと思っていたんだろう。毎日のように食べていたそうだ」

ところが、調べてみると、牛乳・チーズなど乳製品の消費量が多い国ほど、乳ガンが多発しているのです（図29）。

消費量の少ないタイ、韓国などに比べて、消費量の多いオランダ、アメリカなど欧米諸国は四〜五倍も乳ガンにかかっています。

乳ガンにかかりたくなければ、牛乳を豆乳に、チーズは豆腐にしましょう。

盲点はピザでした。

やめなさい、とはいいません。大好きなら、週に一度くらいの楽しみにしましょう。

■乳製品の消費量が多い国ほど、乳ガンが多発している

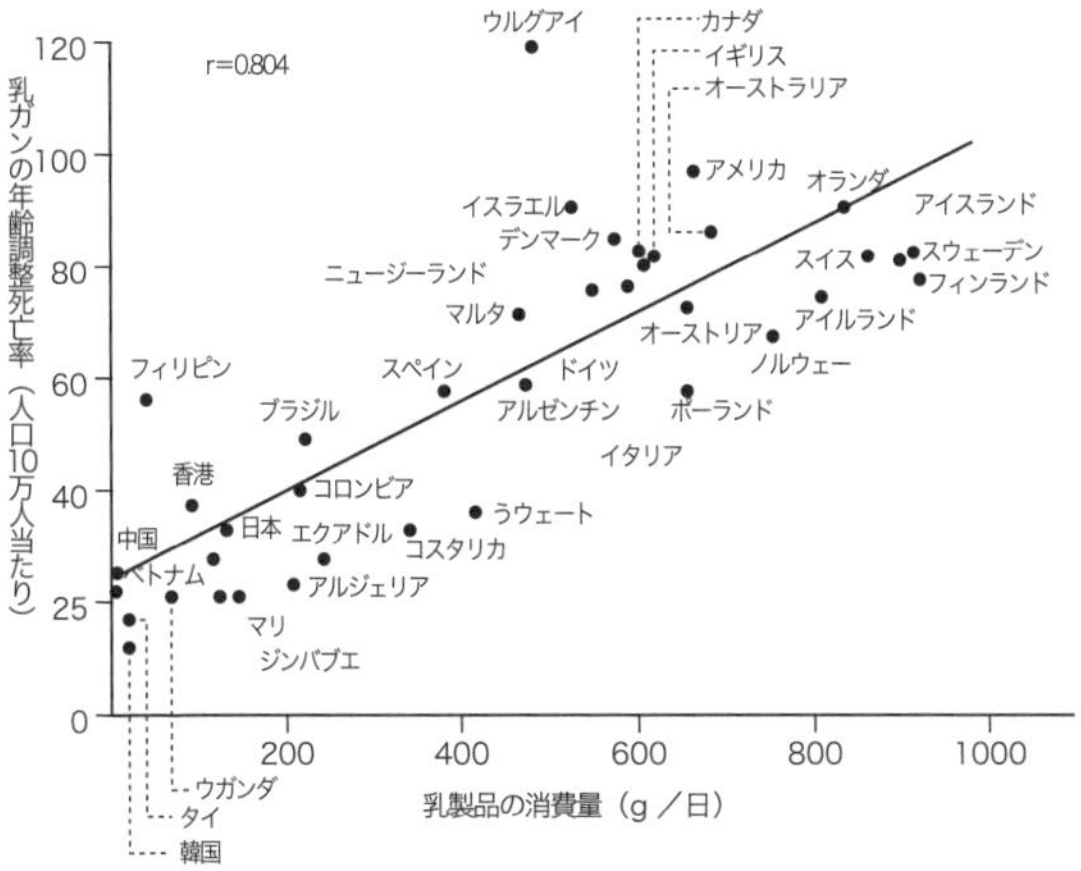

図 29　乳製品の消費量と乳ガンの発生率

出典：『葬られた「第二のマクガバン報告」』

●肉食女子ほど乳ガンで死ぬ

乳ガンのもうひとつの原因。それが、お肉です。

肉食系の女性ほど乳ガンで死ぬ。**図20**（100ページ）は、その衝撃事実です。

動物脂肪を多くとる女性ほど、乳ガン死しているのです。お肉やハンバーガーなど、動物脂肪がたっぷりです。

もっとも少ないタイにくらべて、もっとも多食しているニュージーランドの乳ガン死は約二二倍です。

わたしは、心配でなりません。若い人に肉好きが増えているからです。

焼き肉大好き！　ステーキ大好き！　ハンバーグの肉汁がたまらん……！

わたしは、お肉をいっさいやめなさいとは、言っていません。

お肉大好きなら、せめて週に一度の楽しみにしてはいかがですか？

すると、乳ガンリスクは数分の一に激減します。

さらに盲点は牛乳・チーズ・ヨーグルトなどの乳製品。消費量の多い欧米諸国ほど乳ガンが多発しています。オランダ女性は韓国の六倍も乳ガン死しているのです。

無知の先には、苦しい、悲しい死が待っているのです。

牛乳、チーズ等で起こる三五の病気

●『牛乳のワナ』を家に置いて下さい

あなたに、おねがいです。『牛乳のワナ』（ビジネス社）を手元においていただきたいのです。

全部、熟読の必要はありません。冒頭に「牛乳のワナ、三五の病気」一覧があります。

それをザッと目で追うだけで、乳製品の隠されたワナが見えてくるはずです。

本当は、このような真実は学校の保健の時間などで生徒に教えるべきなのです。

しかし、保健教育では「牛乳は完全栄養だから、たっぷり飲みなさい」と指導しています。

マスコミも「牛乳で強い子、元気な子」とＣＭしています。

これを、〝洗脳〟という。政府も企業も、日本人をだましています。

日本が病人だらけになれば、製薬会社も病院もおおいに儲かります。その巨大利権をさらに吸い上げているのが、国際医療マフィアです。〝かれら〟にとって、人類はだまして、病気にして、クスリ漬けにして、稼ぐための家畜にすぎないのです。

そんなあなたを、家族を救うのは、正しい情報です。一冊の本が家族の命を救うのです。

以下、『牛乳のワナ』から三五の病気のあらましをまとめます。

飲むほど発ガン、ポックリ、糖尿病も多発

（1）乳ガン：牛乳、チーズ、ヨーグルトなど乳製品で乳ガンが四〜五倍増えます。

（2）発ガン：牛乳を二倍飲むと、ガンが九倍に増えます。
悪さをするのは、牛乳たんぱく「カゼイン」です。「カゼイン」の量を増やすと、ガン病巣は猛烈に増殖します。そして、カロリー比率を一〇％から二〇％にするだけで、ガンは九倍と爆発的に増えるのです（**グラフ30**）。

（3）前立腺ガン：牛乳、チーズ好き男性に激増しています。もう一つの原因が肉食です。**グラフ31**は、日本男性に前立腺ガンが爆発的に増えていることを警告しています。
牛乳、チーズ、ピザ、ハンバーガー、焼き肉、ステーキ……などが原因です。

（4）精巣・卵巣ガン：**図32**は、チーズ消費量と精巣ガンの国別発生率です。
チーズを多く食べる国ほど、精巣ガンが多発しています。もっとも少ない香港にくらべて、

■カゼインを10%から20%にするとガン9倍に爆発的に増える

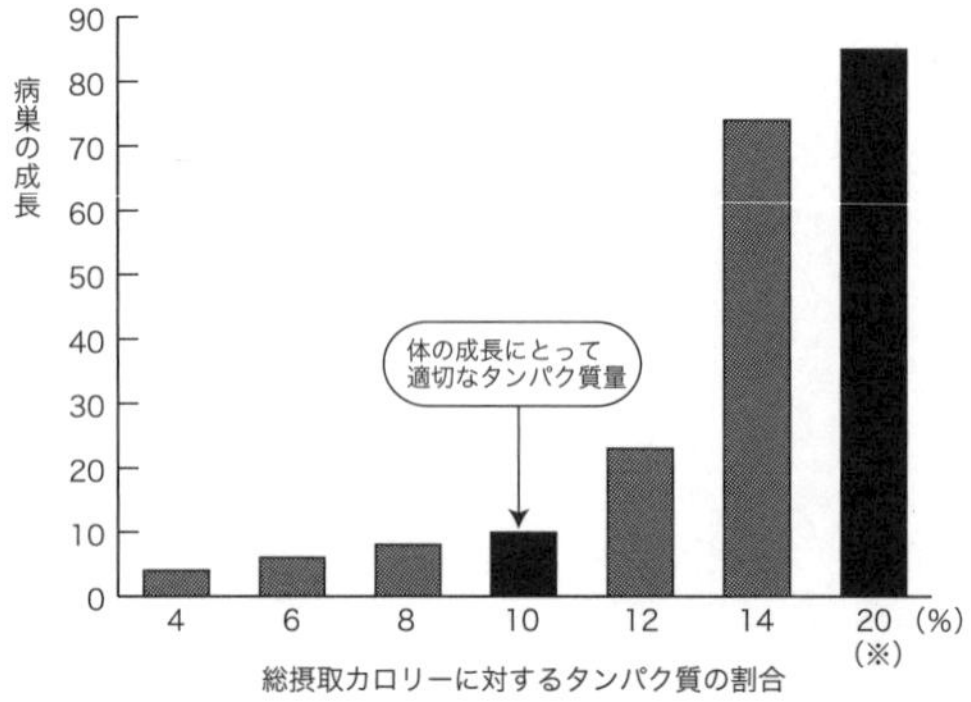

グラフ30　異なった食事タンパク質量による病巣成長の促進状況

出典：『葬られた「第二のマクガバン報告」』

■日本男性に前立腺ガンが爆発的に増えていることを警告

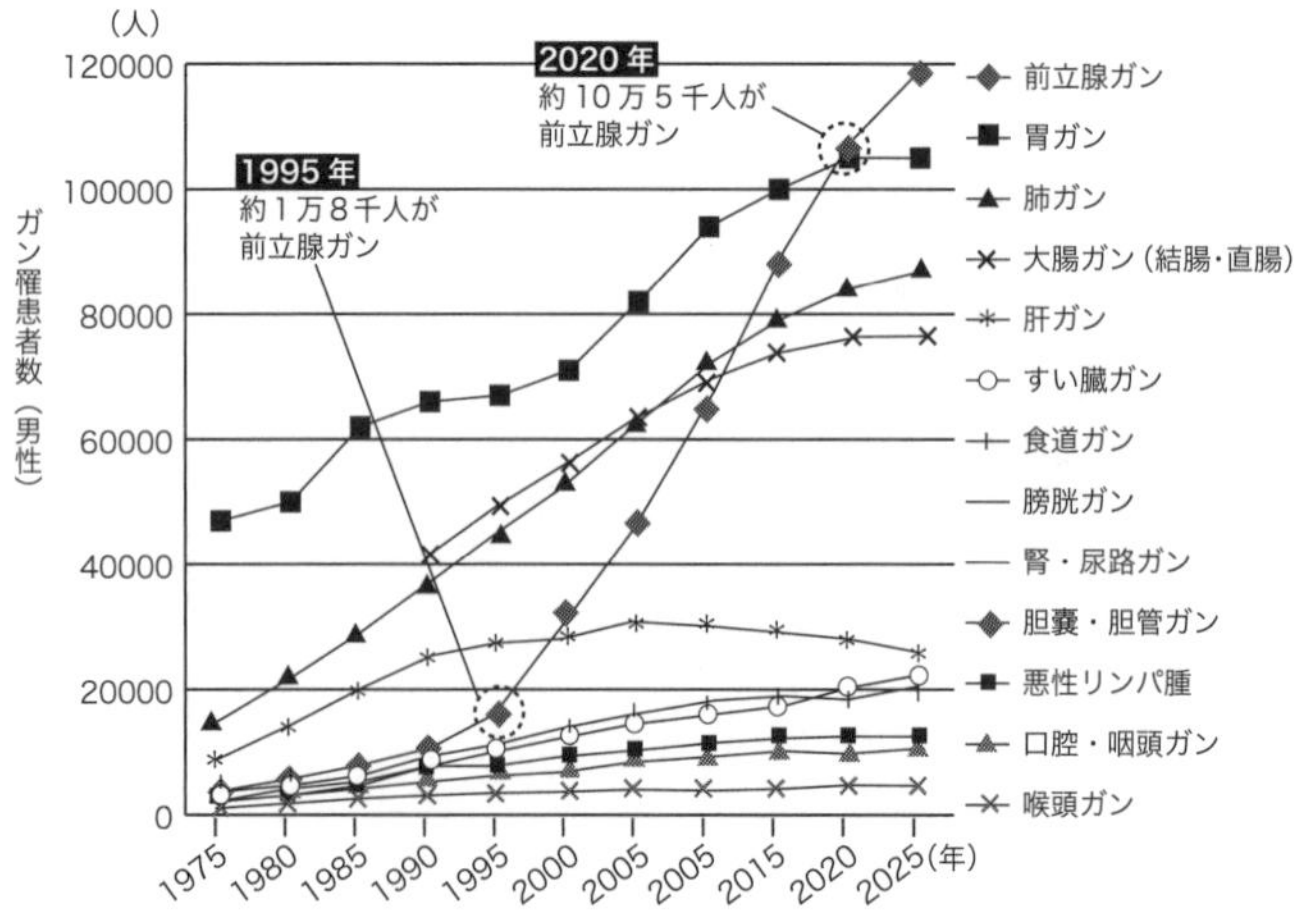

グラフ31　ガン罹患者数の将来予測

出典：大島明ほか（編）『がん・統計白書』、篠原出版新社、2012年

■リスク20倍！ チーズと精巣ガンには危険な関係アリ

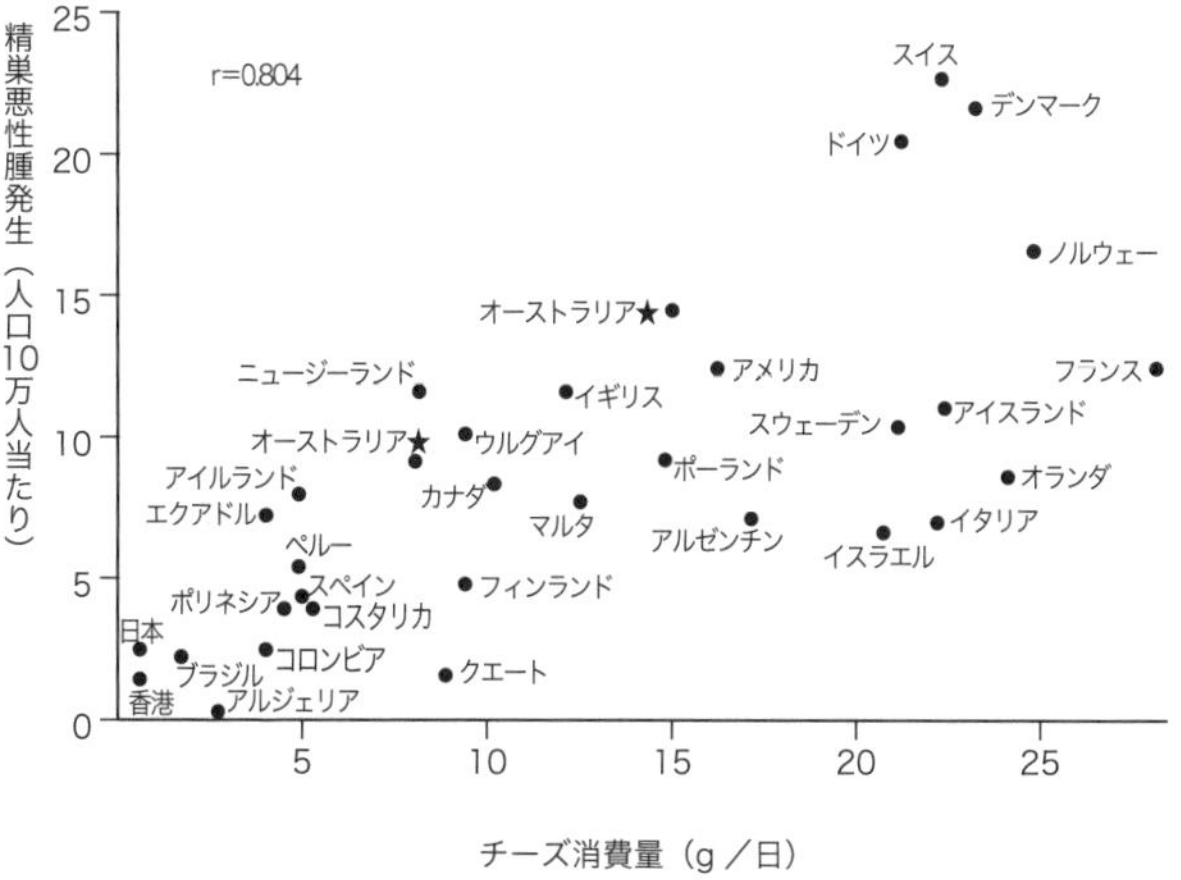

図32　チーズの消費量と精巣ガン発生率

出典：Inter J Cancer 98:262-267.2002

もっとも多いスイスは二三倍です。

原料の牛乳には、女性ホルモン、成長ホルモンなどが含まれます。これらホルモンは、ヒトのホルモン系をかく乱して、ガンや発達障害などを引き起こします。

だから、男性の前立腺ガン同様、女性の卵巣ガンなどを多発させるのです。

(5) 白血病：「一日牛乳六本以上飲むと、白血病リスクが一・六四倍になる」（『正食』一九九八年一〇月号）。さらに、牛乳中には白血病ウィルスが存在します。

だから、畜産業など牛と接する仕事をしている人の白血病死亡リスクは二倍です。

さらに「牛乳一日コップ二杯飲むグループに、白血病患者が六・四％出現した。飲まないグループはゼロ。この差は重大である」（森下敬一博士）。

(6) アテローム血栓症：人類の四人に一人は、この〝ポックリ病〟で死ぬ。それが、アテローム血栓症です（第5章参照）。

(7) 心筋梗塞：冠状動脈にアブラ汚れ（アテローム）がたまって詰まる。これが、アテローム血栓です。プラーク崩壊で詰まれば、心筋梗塞で即死。たとえ軽症でも、狭心症で苦しみ、痛みが続きます。いうまでもなく牛乳の乳脂肪もアテローム血栓となり、冠状動脈を詰まらせます。

(8) 脳卒中：血管壁のプラーク崩壊が脳動脈で起こると、血管が詰まります。これが脳梗塞です。血管が破れると脳出血。どちらも心筋梗塞と同様に、命に関わります。

やはり、原因は血管内にたまった〝汚れ〟です。

(9) 糖尿病：フィンランド：五八人、ベネズエラ：ゼロ……。これはなんでしょう？

子どものI型糖尿病患者の発症率です（人口一〇万人当たり）。

ワースト二位はスウェーデン：四三人、三位ノルウェー：三三人……。これにたいして、パプアニューギニア：ゼロ、タンザニアからエチオピアまで一〇か国は、たった一人。

このように先進国では多発、後進国はほぼゼロ。この大差の原因が食事なのです。

先進国の食事は、肉食、乳製品、砂糖……など。これが根底からまちがっていた。

被害者は子どもです。「母乳育児にくらべて粉ミルク育児の子どものI型糖尿病リスクは、一三・一倍にたっする」（コリン・キャンベル博士）

牛乳、チーズで骨ポキポキ……〝ミルク・パラドックス〟

⑩ 骨粗しょう症：牛乳を飲むほど、チーズを食べるほど、骨はスカスカになります。

あなたは、「牛乳はカルシウムの宝庫」「骨をじょうぶにする」と学校で習ったはずです。テレビＣＭは、「牛乳で強い子、丈夫な子！」と今でも言っています。

これが、まったくウソだった。巧妙な〝洗脳〟だったのです。

なるほど、牛乳は母乳にくらべてカルシウムが豊富です。だから、昔の栄養学者は、牛乳を飲むほど骨がじょうぶになる、と信じたのです。

しかし、じっさいは牛乳を飲むほど、骨はモロくなる。骨折が増える。これが〝ミルク・パラドックス〟（牛乳の矛盾）です。

そのメカニズム――。牛乳はカルシウムが豊富な代わりに、動物たんぱく質カゼインもたっぷりです。これを消化するとき、酸性物質が発生します。すると体液が酸性に傾きます。

人間の体液の理想的なｐＨは弱アルカリ性で、体液が酸性に傾くと危険です。それを酸血症（アシドーシス）と呼びます。命に関わる症状です。

身体はそれを防ぐために、骨からカルシウムイオンを溶けださせ、酸性を中和して、弱アルカリ性を保とうとします。

■骨折を防ぐつもりで飲む牛乳でポキポキ骨を折る

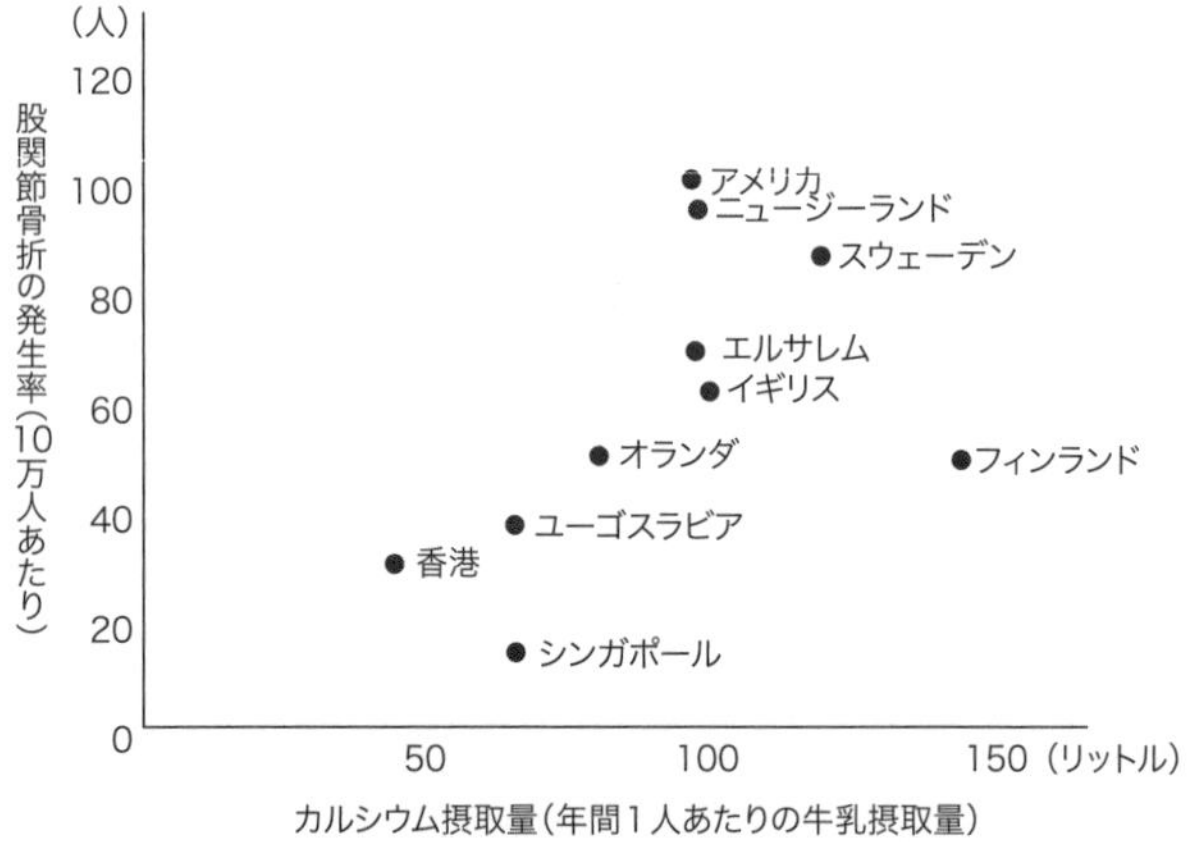

図 33　カルシウムの摂取量と股関節骨折の関係
出典：『葬られた「第二のマクガバン報告」』

だから、牛乳を多く飲むほど、骨からカルシウムが溶出する。こうして、骨はスカスカでもろくなる。

同じことは、チーズ、肉、卵など動物たんぱく質すべてに起こります。やはり、体液が酸性に傾く。それを中和するため、骨からカルシウムが溶出するのです。

(11) 骨折：牛乳を飲むほど骨はモロくなる。だから、骨折が多発する。国際的な比較でも、それが証明されています。

図33は、カルシウムの摂取量と、骨折(股関節)発症率の比較です。香港に比べてアメリカは四倍。牛乳消費量が多い国ほど、骨折が多発しています。

〝ミルク・パラドックス〟が見事に証明されています。

高齢者で、一日チーズ一切れ以上食べるひとは、大腿骨骨折四倍です。子どもの骨折、高齢者の骨折が多発しています。学校給食や老人ホームでの、牛乳の〝強制〟が原因です。

⑫　結石：これも同じ原理です。

牛乳たんぱくカゼインや、肉など動物たんぱくのとりすぎで起こります。

動物たんぱく質を消化するとき、体液が酸性に傾く。それを中和するため、骨からカルシウムが溶出する。その過剰なカルシウムが、排泄しきれず、一部が体内にとり残される。それが沈着して〝結石〟となるのです。

⑬　虫歯：これは乳飲み子のときから起こります。哺乳ビンを与えたまま寝かせることで起こるのです。市販粉ミルクには、赤ちゃんが欲しがるように、砂糖を配合しています。

つまり、赤ちゃんに粉ミルクを与えることは、〝砂糖水〟を与えることと同じ。乳歯が溶かされ虫歯となるのも当然です。

また、牛乳、乳製品などによる〝ミルク・パラドックス〟は、歯でも起こります。

酸性に傾いた体液を中和するため、歯からもカルシウムが溶出します。

動物たんぱくの過食は、骨と同様に歯もモロくするのです。

砂糖入り煮沸ミルクで赤ちゃん死亡率五七倍！

(14) 乳児死亡：乳幼児の突然死（ＳＩＤＳ）の発生率は、粉ミルクの人工栄養児のばあい、母乳児の四・八倍です。その理由もかんたんです。粉ミルクの原料である牛乳は、牛の赤ちゃんには完全栄養です。しかし、人間の赤ちゃんにはまったく不適で、不自然です。

たんぱく、ミネラル組成など、まったく異なる。

それは人間の赤ちゃんにとって、異物というより、毒物です。

おまけに、大人と異なり消化器系も未熟です。だから、〝毒物〟の牛乳を消化しきれない。こうして赤ちゃんは、命を落とすのです。

乳児二万人を対象とした実験で、衝撃的結果が出ています。Ａ：母乳育児グループ。Ｂ：母乳育児に牛乳を足した。Ｃ：煮沸牛乳に白砂糖を加えて飲ませた。

その結果――。Ｃの死亡率は、Ａの五六・五倍と爆発的に増えた。さらにＢとＣの消化器系・感染症による死亡率は四〇倍、呼吸系・感染症にいたっては約一二〇倍も発症した。

(15) 牛乳アレルギー：牛乳に含まれるたんぱく質は、牛の赤ちゃんには必要です。しかし、人間の赤ちゃんには不要な異種たんぱくです。拒絶反応のアレルギーを起こして当然です。粉ミルク推進論者は、こんなカンタンなことも判らなかったのです。

アレルギー反応は一つではありません。消化器（下痢）、呼吸器（ぜんそく）、皮ふ（アトピー）……と、症状が次々に起こります。これが、アレルギーマーチです。

元凶は、粉ミルク育児です。そして、それに続く肉食、動物食です。

しかし、なぜか日本の医者は、それにはぜったいに触れない。

「ハウスダストですね」「ダニと花粉ですねぇ……」などとごまかす。

おおもとの牛乳をやめなければ、アトピー、ぜんそくなど、治るわけがない。

⑯乳糖不耐症：牛乳を飲むと、おなかがゴロゴロ……。これが、乳糖不耐症です。

そもそも哺乳類は、乳児期だけ母親の乳で育ちます。その間は、乳を分解する消化酵素ラクターゼが分泌されます。そして、身体が成長し、口から食物をとれるようになると、ラクターゼ分泌は止まります。つまり、母乳の役割は終わったのです。

自然界で、成長してからも〝乳〟を飲んでいる動物は、存在しません。

いや、ヒトという哺乳類がいました。子どもどころか、大人になっても、グビグビ〝乳〟を飲んでいる。それも、牛という別の動物の母乳を横取りして……！

しかし、人類も乳児期を過ぎると、乳糖分解酵素ラクターゼの分泌は終わっています。

だから、下痢や消化不良をおこしてとうぜんです。

なお、牛乳や乳製品で生き延びてきた北欧の人たちは、数千年かけて、大人になってもラクターゼを分泌する体質を獲得しています。だから、乳糖不耐症は少ない。ぎゃくに、牛乳を飲む習慣のなかったアジアに多い。

ただし、欧米の白人たちは、乳糖不耐症は少なくても、発ガン、糖尿病、骨折など他の牛乳の害をモロに受けています。

(17) 貧血：牛乳を多く飲むひとほど、鉄不足で貧血になります。一日〇・六リットル以上飲むと、鉄欠乏性貧血の危険があります。牛乳は、たんぱく質（カゼイン）や脂肪分、カルシウムがたっぷり。なのに、鉄分は驚くほど少ないからです。
一〇〇グラム中たった〇・一ミリグラム。大豆の九四分の一です。

「牛乳は完全栄養」は、真っ赤なウソだった。だまされた人が、鉄欠乏性貧血になっているのです。豆乳に変えれば、一発で治ります。

〝難病〟も原因は肉食、牛乳、乳製品だった

(18) 多発性硬化症：これは先進国に激増している難病で、原因不明とされています。症状は文字通り、身体各部が固まって動けなくなる。最後は寝たきりになって死期を迎えるのです。
患者を観察すると、牛乳を多く飲む人ほど発症しています（**図34**）。

さらに、食事中の「不飽和脂肪酸」（動物性脂肪）を一日二〇グラム以下にすると、それ以上与えている患者にくらべて、死亡率が三分の一以下に激減しています。

■牛乳を多く飲むほど多発性硬化症を発病する

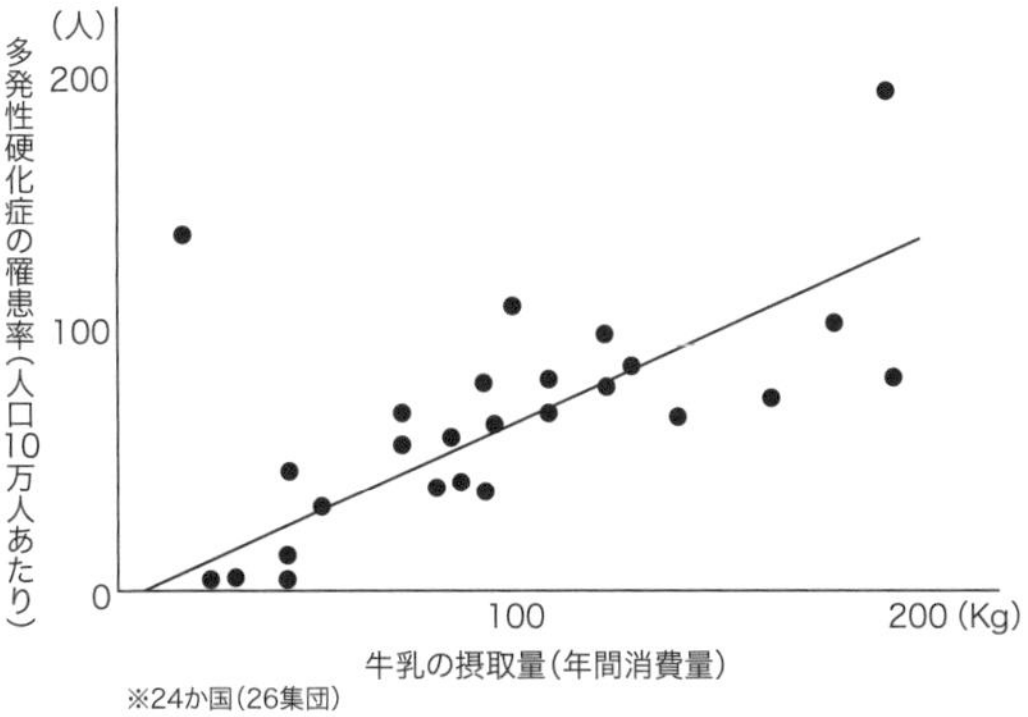

図 34　牛乳摂取と多発性硬化症の関係

出典：『葬られた「第二のマクガバン報告」』

この難病の原因が、牛乳など動物食にあることは歴然です。

⑲ 筋萎縮症（ALS）：これも多発性硬化症と酷似しています。医学界は「原因も治療法も不明」といいます。しかし、「牛乳を飲む習慣と因果関係がある」（米、ベイラー医科大）と指摘されているのです。さらに他の研究者も「牛乳、牛肉、豚肉、加工肉が悪化の原因」と警告しています。そして「野菜、果物、魚、ナッツ、種子、健康油で改善した」という。もう、ALSの原因も、治療法も明らかです。

動物食から植物食へ――。

この食事療法で予防でき治療できるのです。

⑳ リウマチ性関節炎：「牛乳をやめたら、ひとりの例外もなくピタリ治った！」（米、D・バゲット医師）。

同医師は、「牛乳を飲む習慣」と「リウマチ性関節炎」の因果関係をつきとめた。そして「過去八年間で、ひとりの例外もなく、牛肉・乳製品を食事から除去するだけで、症状を和らげ、健康な状態に戻すことができた」。

これが、「牛乳除去」療法です。乳製品をやめる。それだけで、治る……のです。

(21) クローン病：これは、小腸、大腸が炎症を起こす病気です。悪化すると腸壁に穴が開く症状〝リーキーガット〟（腸漏れ）すら現れます。政府は「原因不明」の難病に指定しています。

またもや〝原因不明〟です。これも真っ赤な大嘘です。良心的な専門医は、こう指摘します。「牛乳、脂肪はクローン病の病態を悪化させる。とくに動物油脂は極力控える」「牛乳をさけ、魚油、大豆食品にする」

牛乳、動物脂肪で悪化する――なら、原因は乳製品と肉など動物食です。

なのに、多くの医者は、患者に「何を食べてもいいですよ」と〝指導〟する。

もはや、狂っている……というしかない。

(22) 大腸炎：これもクローン病の仲間です。炎症が大腸に発生しています。「ただれ」（潰瘍）を発症すると潰瘍性大腸炎です。腸に穴があくと〝リーキーガット〟症候群。いずれも、腹痛、血便など患者の苦しみは大変です。

腸に穴といっても、大きな穴ではなく微細な穴があいて、ほんらい腸粘膜を通らないようなたんぱく質や栄養素が未消化のまま血液に入ってしまう。異種たんぱくのような異物が血液に入るので、アレルギーや免疫異常を起こすのです。

とくに、悪さをするのが小麦グルテン、牛乳カゼインです。含まれるのはパンと牛乳……。これらは、ほんらい日本人の食習慣になかった。

日本屈指の栄養研究家、山田豊文氏は「全国の学校給食を、パンと牛乳から玄米とみそ汁にする」ことを提唱しています。

(23) 白内障：ラットの実験です。エサに牛乳、ヨーグルトをあたえると、全匹に白内障が現れたのです。乳糖が分解してガラクトースとなり、眼の水晶体に蓄積したからです。

「すると、大腸炎や〝リーキーガット〟なども一瞬にして解決します」

じっさい、人間でも牛乳好きの若者に白内障が多発しています。

白内障はほんらい、老化現象の一種と考えられてきました。

しかし、その正体は〝食原病〟だったのです。

「牛乳を飲む子と、飲まない子の視力検査すると、飲む子のほうが視力が悪い。牛乳が白内障や視力低下に影響している」（島田彰夫博士）

「ヨーグルト、チーズを常食していると白内障になりやすい」と専門家は警鐘を鳴らします。

牛乳ガブ飲み、子どもはできず、二倍早死に

(24) 不妊症：すでに二〇年も前に、日本の若者九五％は、不妊治療が必要なほど精子が激減

し、異常が多発しています（「ＩＶＦクリニック」大阪市、『日本不妊学会』論文）。

日本の若者に不妊症が多発している原因は、ハンバーガーなど肉食と牛乳、チーズなどの乳製品です。動物たんぱくの過剰摂取が、ＥＤ（性的不能）や精子異常を引き起こしているのです。

ちなみに、美食、飽食も不妊原因となります。「貧乏人の子沢山」とは、粗食、少食こそ子宝の恵みをもたらすことを意味しています。「貧しきものは幸いなるかな」（イエス・キリスト）。なんとも、皮肉ですね。

(25) 早死に：「牛乳を多く飲むと、死亡率は二倍」（スウェーデン報告）。

二〇一四年、スウェーデンは衝撃報告を行いました。約四万人（女性）を対象に面接で聞き取り調査を行い、二二年間も追跡調査した結果、牛乳を「一日三杯以上」飲むひとと、「一杯未満」のひとを比較すると、多く飲むグループの死亡率は約二倍も高まっていた。さらに、「心臓病死亡率」「骨折率」も高かった（『コホート報告』）。

(26) 腸出血：子どもが粉ミルクや牛乳で激しい下痢をしたとき、出血することがある。アレルギー反応で腸壁が傷ついたのです。これも〝リーキーガット〟の一種です。小腸、大腸にあいた小さな穴から、じわじわ出血する。だから、気付かないことも多い。そのうち乳児が貧血になる。しかし、治療はかんたんです。赤ちゃんの粉ミルク、牛乳をやめればいい。

(27) 虫垂炎：いわゆる盲腸炎です。ほんらい自然な食事をしていれば、盲腸が炎症を起こすことなどありえません。不自然な食事がひきがねで虫垂に炎症が起きるのです。

それが、肉食さらに牛乳、乳製品です。

とくに乳糖不耐症を起こすと、他の食物も未消化になります。それが虫垂に詰まって、炎症を引き起こす。肉食も腸内に悪玉菌を増やし、有毒物が大量に発生します。その一部が虫垂に入って盲腸炎の原因になるのです。

㉘にきび：牛乳は脂肪のかたまりです。飲み過ぎれば、人間は皮ふからも排泄しようとします。これが吹き出物、つまりにきびです。また牛乳に含まれる特殊ホルモン（プロゲストロン）もにきびの原因です。その証拠に、ガブ飲みしている牛乳をやめたら、にきびが消えた……という症例も多い。

そもそも、菜食者はにきびと無縁なきれいな肌です。

肉食者の肌はシミ、ソバカス、にきびで汚い。その差がすべてを物語ります。

カタカナ食からひらがな食こそ長寿への道

㉙発達障害：多動症、自閉症、学習不能……などの一つの原因が牛乳です。

これら〝心の病〟は、高カルシウム血症の症状です。その「神経症状」をみると、「めまい、てんかん、多動症、自閉症、うつ、不眠症、学習能力減退……」とあります。

牛乳は、異常な高カルシウム飲料です。だから、多量に飲むと高カルシウム血症になります。すると、その神経症状……多動症など発達障害が出現するのです。

(30) 自閉症：これも、高カルシウム血症で現れる〝心の病〟です。

山田豊文氏（前出）は、牛乳に多量に含まれるカルシウムが悪玉化する原因のひとつに、マグネシウム不足をあげます。

「カルシウムとマグネシウムの理想比率は二対一です。しかし、牛乳は一一対一ときわめてアンバランス。それが、高カルシウム血症の自閉症などを悪化させる」

だから、自閉症の改善もかんたんです。それはマグネシウム欠乏症なのです。マグネシウムは玄米、豆類、ゴマなどにたっぷり含まれます。これらを食べさせれば、自閉症などの症状は、おどろくほど改善します。

(31) 犯罪：牛乳飲み過ぎのカルシウム過多でイライラ、暴力や犯罪に走るのです。

アメリカで少年犯罪の再犯率を比較調査しています。すると、牛乳、乳製品を禁止したグループは、飲み放題だったグループにくらべて、再犯率は三分の一に激減した。

両者の差は、牛乳を飲むか、飲まないか、だけの差でした。

この実験で、牛乳は、犯罪を三倍多発させることが立証されたのです。

(32) うつ病：これも、牛乳、乳製品を止めると、症状が改善していきます。

「うつ」は、高カルシウム血症の症状の一つだからとうぜんです。その発症メカニズムは、カルシウム過剰と体液の酸性化です。それで、心が不安定になっているのです。
原因をとりのぞけば、心が平安になるのもあたりまえです。

(33) 認知症：これは、脳の血行障害で起こります。脳細胞に酸素と栄養が届かない。すると、脳細胞はたまった老廃物を排出できない。酸素、栄養が来なければ、脳細胞は死滅する。こうして、脳は萎縮、縮んでいきます。これが認知症です。
原因の元をただせば、脳への血行障害なのです。

その理由は、脳血管へのアテローム沈着です。はやくいえば、アブラ汚れが詰まっていく。その原因は、肉食、乳製品などの過食です。

(34) 肥満症：肥満者の死亡リスクは二～三倍です。体重が増えると危険率も高まります。つまり、脂肪率は〝死亡率〟なのです。肥満者に「食べるな」と言ってもムリです。だから、太らない食べ物にシフトさせます。つまり、動物性食品（アニマルフード）から、植物性食品（プラントフード）にシフトする。
ハンバーグ、から揚げなどは、植物たんぱくのフェイクミートに、牛乳は豆乳に、チーズは豆腐に……。誤った糖質制限から、〝動物制限〟へのチェンジです。

(35) 慢性疲労症候群：これは、身体がだるい、心が重いという症状です。原因不明なのに疲れる……現代人に増えているナゾの病気です。
高カルシウム血症の症状を見てください。「めまい」「自閉症」「うつ」「運動失調」「筋肉のけいれん」「肉ばなれ」……などなど。そのすべての症状が、慢性疲労症候群に相当します。

つまり、この〝文明の病〟は、〝誤食の病〟といえるのです。

それを治す秘訣は、マグネシウムを加えて、カルシウムの体内バランスを回復することです。

つまり、牛乳をやめて、マグネシウム豊富な玄米、豆、ごまなど和食にシフトする。

それだけで、つらい疲労感はウソのように抜けていきます。


——以上。


『牛乳のワナ』に気づくことは、日頃の食生活のワナに気づくことです。

結論をいえば、肉食礼賛、牛乳推奨の洋食は、根本からまちがっていました。洋食から和食へ、つまりカタカナ食からひらがな食へのシフトこそ、健康長寿の王道なのです。

第９章　食べてはいけない！　パン、カレー、シチュー

――週刊誌まで実名告発を連発。時代は変わった……

マスコミタブーを破った『週刊新潮』に拍手！

●食べてはいけない「国産食品」

時代は変わるものです。わたしたちが、『買ってはいけない！』（金曜日）で、大企業を実名告発したとき、その反響はすさまじいものでした。

だから、半年間で約二五〇万部も売れたのでしょう。

それから、約二〇年……。

なんと、大手マスコミの一角『週刊新潮』が、突如、「食べてはいけない『国産食品』実名リスト」という特集記事をぶち上げた。

それも、一回限りの特集ではない。「反響続々……」と、四弾、五弾、六弾と、これでもかとばかりに連発。それを横目で見ていた『週刊文春』まで、参戦してきた。

■ついに大手マスコミも真実を伝え始めた

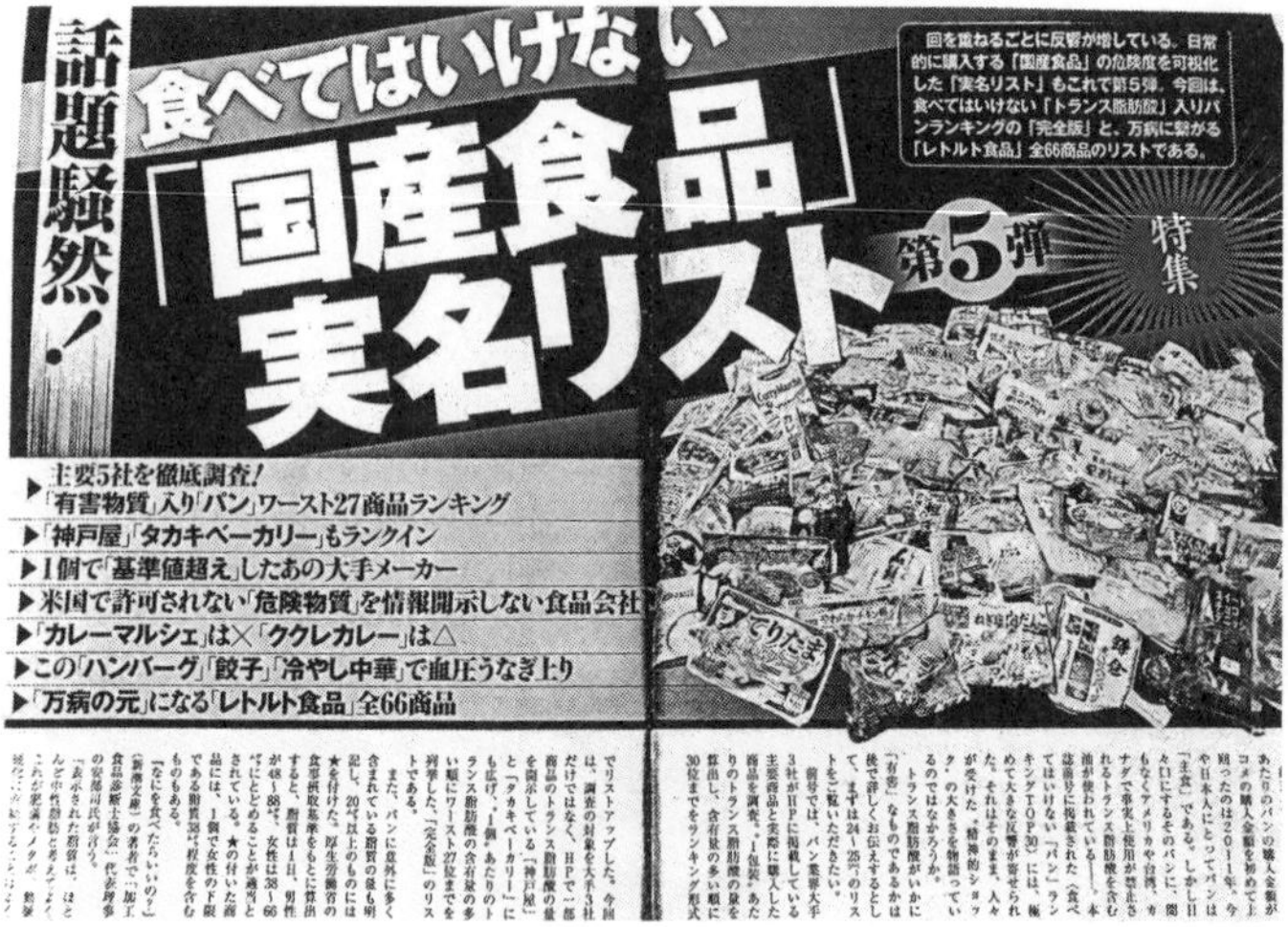
話題騒然！

食べてはいけない

「国産食品」実名リスト

第5弾

特集

回を重ねるごとに反響が増している。日常的に購入する「国産食品」の危険度を可視化した「実名リスト」もこれで第5弾。今回は、食べてはいけない「トランス脂肪酸」入りパンランキングの「完全版」と、万病に繋がる「レトルト食品」全66商品のリストである。

▶主要5社を徹底調査！「有害物質」入り「パン」ワースト27商品ランキング
▶「神戸屋」「タカキベーカリー」もランクイン
▶1個で「基準値超え」したあの大手メーカー
▶米国で許可されない「危険物質」を情報開示しない食品会社
▶「カレーマルシェ」は×「ククレカレー」は△
▶この「ハンバーグ」「餃子」「冷やし中華」で血圧うなぎ上り
▶「万病の元」になる「レトルト食品」全66商品

これら記事を広げて、ただ嘆息……。

まさに、隔世の感があります。

『買ってはいけない！』を出した時、マスコミ関係者の顔がひきつりました。彼らの合い言葉は「スポンサーは神サマです」。

とくに大手企業は、大広告主……つまり、大神様です。その超ビックスポンサーの商品を、真っ正面から「買ってはいけない！」とぶった斬ったのです。

マスコミ関係者が顔面蒼白となったのも、とうぜんです。

●他誌も参戦、実名報道ラッシュ

そのマスメディアの週刊誌が、われ先を争って巨大食品メーカーの商品を実名で「食べてはいけない」と、一刀両断している。

わたしは一連の記事を前に、『週刊新潮』

の誌名が『週刊金曜日』とダブって、苦笑いしてしまった。

そこには、週刊誌メディアの台所事情も透けて見える。

少子高齢化に加えて、若者の活字離れは、出版業界にとっても深刻だ。

かつてはマスメディアの旗手だった週刊誌も、軒並み売上げを落としている。

そうなると、背に腹は代えられない。これまで、マスコミの絶対タブーだった大企業商品の実名告発。そんな悠長なことを言っている状況ではない。

わたしは、既成のタブーに挑戦し切り込んだ『週刊新潮』の英断を高く評価したい。

そういえば、『週刊現代』（講談社）も「飲んではいけないクスリ」「受けてはいけない治療」……など、医療告発の特集を毎号のように連発している。

そこには、実名で製薬会社や薬品名が、ズラリ満載されている。

特集が途絶えない……ということは、読者が支持しているからだ。

二〇年たって、ようやくマスメディアは市民の目線に追いついてきた。

山崎パン、フジパン……大手メーカーは全滅

●菓子パン、おかずパンはアウト

『週刊新潮』の「食べてはいけない『国産食品』実名リスト」（第八弾）に注目。

「老化を早める複合リスクの『パン』全七二商品」が、告発されている。

そこには、超大手メーカーが実名でズラリ。

まさに、会社側としては、突然サラシ首にされたような心持ちだろう。

さて――。

『週刊新潮』は「複合リスク」あり――と、市販のパンを俎上に上げている。

それは、次の三点。

(1) ソルビン酸（保存料）：ソルビン酸カリウムも同様に使用されている。保存料ということは、腐敗菌などに殺菌・除菌作用がある。つまり、細胞〝毒性〟がある。「特定のヒト集団に過敏反応。とくに接触性じんましんを起こすとの報告あり」（食品安全委員会、添加物評価書）

(2) 亜硝酸ナトリウム（発色剤）：ハム、ソーセージなど加工肉を鮮やかに見せる。発がん物質のニトロソ化合物に変化する恐れがある。

(3) リン酸塩（結着剤）：食品の弾力などを増す。とりすぎるとリンの血中濃度が高まり、血管に沈着して心筋梗塞などの死亡リスクが高まる。さらに、リン酸塩の過剰摂取は、カルシウム吸収を妨げ、骨粗しょう症や老化・短命の原因となる。

「……ハーバード大学研究室のマウスによる動物実験で、高リン酸が老化を促すことも報告しました。マウスの寿命は通常、二年ていど。遺伝子操作によって血中のリンの濃度を高めたマウスは、九週目に死んでしまいました」（大西睦子医師）

そのマウスには、皮ふや生殖器や筋肉の萎縮、肺気腫、骨異常、全身の血管の石灰化など、人間と同じあらゆる老化現象が現れていた。そして、これらマウスの血中リン濃度を正常にすると、老化やそれにともなう病気がほとんど改善した。

過剰なリン酸は、予想外の老化をもたらすのです。

とくに専門家は、「ソルビン酸」と「亜硝酸ナトリウム」との相乗毒性を心配しています。二つの化学物質が反応して、未知の毒性を発揮するのです。

●毎日食べると本気でヤバイ

三つの有害添加物が入っているか？

『週刊新潮』は、市販食品七二品目を試買して、やりだまに上げている。

なかでも、大手メーカーのパンは、まさに壊滅状態といってよい。

表35はその一部。とくに最大手・山崎製パンをはじめ、フジパン、敷島製パン、第一製パン、神戸屋など、オールアウト。つまり、全製品に〝三悪〟添加物が配合されていた。

とくに、山崎製パンの主力商品「ランチパック」が、有害食品添加物まみれだ。

■大手メーカーのパンは、壊滅状態といってよい

会社名	商品名	ソルビン酸	亜硝酸ナトリウム	リン酸塩
山崎製パン	ランチパックミックス4種のおいしさ	●	●	●
山崎製パン	大きなハム&たまご	●	●	●
山崎製パン	まるごとソーセージ	●	●	●
山崎製パン	トマトとチーズのふっくらピザパン 信州安曇野産わさび入りドレッシング	●	●	●
山崎製パン	まるごとわさびソーセージ	●	●	●
山崎製パン	芳醇ランチロール［ハムマヨネーズ］4個入	●	●	●
山崎製パン	ふんわり包とろ〜りとろけるチーズピザ	●	●	●
フジパン	スナックサンドハム&マヨ	●	●	●
敷島製パン	ジューシートマトピザ	●	●	●
敷島製パン	ハムたまご4個入	●	●	●
第一屋製パン	ポケモンパン ゼラオラのハムたまごデニッシュ	●	●	●
第一屋製パン	ポケモンウィンナーパン明太風味マヨ	●	●	●
第一屋製パン	北海道野菜のハムマヨドッグ	●	●	●
第一屋製パン	ひとくちつつみソーセージ7個入	●	●	●
第一屋製パン	ひとくちつつみハムマヨネーズ7個入	●	●	●
第一屋製パン	やわらかハムチーズ	●	●	●
神戸屋	ハムマヨ2個入	●	●	●
トップバリュ	ジューシーなうまみあらびきウインナー	●	●	●

表35　3つの有害添加物が入ったパンの一覧（部分）

出典：『週刊新潮』2018/6/21

パンにも〝殺人油〟トランス脂肪酸が潜入！

●カナダ、アメリカは禁止なのに

『週刊新潮』のパン告発は、これだけではない。

〝殺人オイル〟トランス脂肪酸の添加もチェックしている。

そして、添加量の多い順に、一覧表（表36）をつくる念のいれようだ。

さらに、「脂質」（二〇グラム以上、★表示）も併記している。

トランス脂肪酸が二・二グラムと最多でワースト一位に輝いたのは、フジパンの「コッペパン――アーモンドクリーム」。第二位も同社の「牛乳コッペ――抹茶クリーム」。第三位は、山崎製パンの「大きなチョコチップ、めろんパン」。山崎製パンは上位一〇位のうち五品が〝入賞〟している。

食パンにくらべて、菓子パンにトランス脂肪酸が多く添加されているのは、しっとり感やボリューム感を出すため、という。

また、菓子パンの中でも手のこんだ商品ほど、トランス脂肪酸が多く使われている。たとえば、ホイップクリームやチョコレートにも、トランス脂肪酸は潜んでいる。

山崎製パンは、前出の「ソルビン酸」「亜硝酸ナトリウム」「リン酸塩」の〝三悪トリオ〟使

■トランス脂肪酸もチェック。大手メーカーパンは買ってはいけない

順位	会社名	商品名	トランス脂肪酸（g）	脂質（g）	脂質20g以上
1	フジパン	コッペパン～アーモンドクリーム～	2.2	18.9	
2	フジパン	牛乳コッペ～抹茶クリーム～	1.79	13.8	
3	山崎製パン	大きなチョコチップメロンパン	1.4	15.8	
4	神戸屋	アーモンドフランス	1.14	19.6	
5	山崎製パン	ずっしりカスタードクリームデニッシュ	1.1	22.9	★
6	山崎製パン	ずっしり小倉デニッシュ	1	13.9	
	敷島製パン	ふわパン　フロマージュ	1	19.6	
7	山崎製パン	ホワイトデニッシュショコラ	0.9	27.8	★
		デニッシュブレッドマイルド	0.9	38.3	★
	敷島製パン	国産小麦のメープルメロンパン	0.9	19.9	
8	山崎製パン	ミニスナックゴールド	0.8	29.9	★
		ローズネットクッキー	0.8	34.3	★
9	タカキベーカリー	デニッシュブレッドマイルドブレッドスイート	0.75	9.91	
10	フジパン	ふんわりソフトパンケーキ～玄米ミルクホイップ～	0.73	4.5	

★１個あたりの脂質が 20g 以上のもの

表 36　１個あたりのトランス脂肪酸ランキング（部分）

出典：『週刊新潮』2018/6/21

用が、七二品目中三三品目を占めていた。

業界最大手の同社が変われば、他社も追随すると思うのだが……。

トランス脂肪酸たっぷりのパンを見ると、すべてが菓子パン類。最近の母親は菓子パンを、おやつどころか、食事代わりに子どもに与えている。

甘くて脂質も多い。それに、有害トランス脂肪酸まみれ。

子どもに与えることは、その子を〝殺す〟にひとしい。

●認知症、うつ、糖尿病、不妊症

アメリカでは二〇一八年六月一八日から、トランス脂肪酸を含む油脂の使用が事実上禁止された。カナダもすでに禁止。

紙面に登場する山田豊文氏は、トランス脂肪酸が「認知症のひきがねになる」という。

「……アメリカのラッシュ健康加齢研究所が、シカゴ近郊に住む六五歳以上の人を長期間追跡調査した結果があります。トランス脂肪酸摂取が二番目に多いグループ以上では、もっとも少ないグループにくらべて、認知症リスクが二・四倍になっていたのです」

その他、トランス脂肪酸は、糖尿病、うつ病、女性の不妊や、子宮内膜症、流産……など、さまざまな病気とも関連が指摘されている。

ＷＨＯ（世界保健機関）も、その摂取量を「総エネルギーの一％未満とする」ように勧告している。しかし、それで〝安全〟というわけではない。一応の目安にすぎない。

やはり、日本もアメリカやカナダ並みに「禁止」がベストなのだ。

「……日本には、トランス脂肪酸の表示義務がないため、パンを作るさいに使われるマーガリンがトランス脂肪酸を含む物かどうかは商品を見てもわからない」（同誌）

●心筋梗塞、乳ガンなども多発

トランス脂肪酸は、心筋梗塞も起こす。
「……ハーバード大学が一九八〇年から二五年間にわたって八万人の女性を追跡した研究では、トランス脂肪酸をもっとも多く摂取するグループは、もっとも少ないグループにくらべて、心筋梗塞を起こす危険性が約三割も高い」（山田氏、同誌）
また、発ガンリスクも明らかに高める。
二〇〇八年の研究では、血中濃度がもっとも高かったグループは、もっとも低いグループより、前立腺ガンリスクが二倍も増加していた。
山田氏はつづける。
「……フランス国立保健医学研究機構の研究では、トランス脂肪酸の血中濃度がもっとも高いグループでは、もっとも低いグループにくらべて、乳ガンリスクが七五％も高かった」（同）
さらに、糖尿病のひきがねにもなる。

「体内で糖がエネルギー源として利用されるためには、すい臓から分泌されるインスリンを体内で細胞がキチンと受信する必要があります。しかし、トランス脂肪酸のせいで、細胞のインスリンへの反応が悪くなってしまい、糖がうまく利用できなくなり、血糖値が上昇する」（同）

〝味覚破壊トリオ〟で健康も破壊される

●子どもの二、三割は味覚障害

食品添加物を批判する評論家、中戸川貢氏は、①「化学調味料」、②「たんぱく加水分解物」、③「酵母エキス」を〝味覚破壊トリオ〟と呼んでいる。

これらは、自然な食材には含まれていない。あくまで人工調味料なのだ。

「……幼少のころから、濃い味付けのレトルト食品に慣れ親しんだ子どもたちの場合が、特に深刻です。小学生の二割から三割が味覚障害になっているという見方もあります」（中戸川氏、同誌）

子どもの味覚障害は、その子の健康障害に直結する。

まず怖いのが、塩分の取り過ぎ。

濃い味付けになれると、塩分にたいして鈍感になり、ついつい取り過ぎてしまう。それは、ダイレクトに腎臓疾患や高血圧、心臓病などのリスクを高める。

「最近、生活習慣病にかかる子どもが増えているのは、味覚障害が一因になっている」という。

●「アミノ酸等」はサギ表示

〝味覚破壊トリオ〟の罪状とは――

①「化学調味料」(グルタミン酸ナトリウム：MSG)

味の素社は、これを「アミノ酸」として大々的にPRしています。

これは犯罪的です。なるほど、グルタミン酸はアミノ酸です。

しかし、グルタミン酸ナトリウム(MSG)は金属ナトリウムとの化合物です。昆布などの旨味成分グルタミン酸とは化学構造も違います。

それを混同して同社は、「化学調味料」＝「アミノ酸」と詭弁しているのです。

また、同社が行政に働きかけて作られたという食品成分表示「アミノ酸等」も、犯罪的です。グルタミン酸ナトリウムはアミノ酸ではない。なのに、食品表示で「アミノ酸」と表示している。厚労省の表示がサギ表示……なのです。前代未聞の信じられない現実です。

さらに、グルタミン酸ナトリウム(MSG)は、神経学界では「神経毒」(ニューロトクシン)と呼ばれ、その毒性は決定的です。その証拠に、厚労省が薬事法で定めた公式の「医薬品添付文書」でも、その神経毒性を「副作用」として明記しています。

たんぱく加水分解物に強烈発ガン物質！

●塩酸処理で発生・残留する

②「たんぱく加水分解物」

たんぱく質を塩酸などで分解し、人工的に生成したものです。

そのとき、強烈な発ガン物質が発生する。原料は大豆や肉、魚のクズ肉です。それらのたんぱく質に塩酸処理して、うまみ成分をとりだし、粉末化したものです。

ここで大問題となるのが、原料に塩酸を反応させる工程で有毒物が生成されることです。

それは、クロロプロパノールと呼ばれる塩素化合物。これは、強烈な発ガン物質です。

ＷＨＯですら「安全許容量が設定できない」というほど毒性、発ガン性が強い。

食品評論家の安部司氏は語る。

「海外の多くの国では、食品などからこのクロロプロパノール類を取り除くことが推奨されており、厳しい『残留基準』が設けられています。ＥＵ（欧州連合）では、○・○二mg／kg。国連の外部機関であるコーデックス委員会では○・四mg／kg、アメリカでも一mg／kgと定めています。これ以上の残留があれば、販売・使用禁止です」（同誌）

ところが日本では、呆れたことに、たんぱく加水分解物に混入する強烈発ガン物質の「残留基準」が存在しない！　信じられません。

●EU基準の三九〇倍も検出！

そして現実は、そら恐ろしいことになっています。

農水省の調査でも、クロロプロパノールが七・八mg／kgも混入した醤油が見つかっています（二〇〇四年）。

これは、EU残留基準の三九〇倍という、腰を抜かすほどの混入量です。

EU、国連、アメリカなどと異なり、この強烈発ガン物質は、日本ではたんぱく加水分解物への残留は野放し。だから、食品の成分表示に「たんぱく加水分解物」とあったら、強烈発ガン物質が混入している……と、解釈すべきです。

「酵母エキス」は製法非公開とアヤシイ

●何が残留しているかも不明

③「酵母エキス」

「『化学調味料』の代用品として、盛んに使われている。味覚障害を起こすと指摘されている」（同誌）

「酵母エキス」といえば、だれでも「酵母のエキス」と思います。

「自然な酵母のエキスなら、美味しそうだな」。そう思ってとうぜんです。

ところが、食品添加物で使われる「酵母エキス」は、「自然界に存在しない」物質なのです。

製法は次のとおり。

「……ビールの製造過程で出る廃液の酵母など、元々は産業廃棄物だった食品の残りカスに含まれるたんぱく質に、酸や酵素などを加え人為的にアミノ酸を作り出した調味料です。現状では、食品添加物として分類されていませんが、これを食品というのは、あまりにも……です。いわば精製一歩手前の状態なので、『化学調味料』といわれないだけのものと考えていいと思います」（ブログ『自然食品の店「あらいぐま」だより』）

●安全チェックしようがない

さらに、生産過程が〝企業秘密〟で非公開というのも、アヤシイ。
「……人為的にアミノ酸を作り出すわけですから、何かをしなければなりません。たとえば、ビールの廃液は苦みがあります。その苦み成分を取り除くために、水酸化ナトリウムが使われ、そのアルカリを中和するために塩酸が使われていることもあるようです」（同）
一見、天然にみえる「酵母エキス」。じつは、とんでもないシロモノです。
その問題点は――

①酵母菌からエキスを作るために、酢酸エチルを使う。
②酵母菌にも、X線・ガンマ線・化学物質などで、突然変異させている。
③酵母の培養に肉汁やグルタミン酸ナトリウムを原料とした培養液を使う。
④酵母エキスを酵素分解をする場合、その酵素の製造方法が不明だ。（同ブログより）

製造方法が非公開……なら、どんな危険な物質が残留しているかもチェック不能です。

その意味で、「たんぱく加水分解物」より、潜在的な危険性は高いといえます。

●レトルトカレー、シチュー全滅！

さて――。

この〝味覚破壊トリオ〟、市販食品を調べてみると、ありとあらゆる食品に使われていることに驚きます。

「レトルトカレー」から「シチュー」「パスタソース」まで、すべてこの〝三兄弟〟に占拠されています。

とくに、子どもたちが大好きな「カレールー」は、ほぼ全滅状態。そして「シチュー」も〝味覚破壊トリオ〟の独壇場です。

▼ハウス食品：「こくまろカレー」「ザ・カリー」「ジャワカレー」「チキンマサラ・カレー」

▼エスビー食品：「とろけるカレー」「プレミアム・ゴールデンカレー」「ゴールデンカレー」（以下略）

子どもたちが大好きなシチューも、ほとんどアウトでした。

▼ハウス食品：「コクの贅沢シチュー」「北海道シチュー」「シチュー・ド・ボー」

▼江崎グリコ：「ZEPPINビーフシチュー」「クレアおばさんのクリームシチュー」「クレアおばさんのクラムチャウダー」

▼エスビー食品：「とろけるシチュー」「とろっとワンプレート・チーズィーチキン」

▼セブンプレミアム：「ビーフシチュー」

〝味覚破壊トリオ〟が潜入した食品リストに、あなたはガックリでしょう。

これらに共通するのは「こってり」濃い味付けです。それを、子どもたちが大好き――ということは、すでにお宅のお子さんの味覚は、〝破壊〟されている可能性があります。

「添加物なし！　食べてもいい」『週刊新潮』の快挙

●ジャーナリズムの可能性

『週刊新潮』は、「食べていけない『国産食品』実名リスト」特集を第八弾までつづけた。

そして最終回、なんと――

「添加物なし！『国産食品リスト』特集を発表した（2019/7/19号）。

「……今回は『安心度』を可視化したリストである。厳選の末、添加物なし三食品に絞られたハムなどの加工肉、その他、添加物が少なく、比較的安心なパン、調味料とは……」（同誌）

この特集には、拍手を送りたい。

「食べてはいけない」実名リストを八回にわたって掲載。とうぜん読者は、「なら、安心して食べられるものはないのか？」疑問に思う。

それに答えた同誌の対応は、さすがである。週刊誌ジャーナリズムの新しい可能性を見た。

●無添加、安心！　やればできる

ここでとりあげた全食品に共通するのは——①トランス脂肪酸ゼロ、②「複合リスク」なし、③「味覚破壊トリオ」なし、③人工甘味料なし、④タール系着色料なし。

まず、「加工肉」でこの条件をクリアしたのは、わずか一社。大多摩ハムのみ。

「消費者ウインナー」「消費者ロース」「消費者ベーコン」のいずれも、「原材料表示」に合成添加物ゼロ！　みごとである。

たとえば「消費者ロース」は、「豚ロース肉（国産）食塩、砂糖、香辛料」といたってシンプル。あっぱれ！　というしかない。

このように中小メーカーでも、胸をはって無添加食品を製造している。

大手でも、できないはずはない。

つぎに「無添加パン」の一覧。そこには、山崎製パンやフジパンなど大手の商品も。

添加物クリアの安心商品を販売していた！　やればできるのだ（表37）。

さらに、「調味料」も無添加商品がズラリ。

次ページには「みそ」「ソース」「たれ」が四〇品目余り（表38）。

良心的な無添加商品が、心強い。業界の一部に、はっきり無添加志向がある。これからは、無添加こそが「安心」「安全」「自然」で売り物になる。

『週刊新潮』の実名リストは、大手食品メーカーにも、おおいに刺激になったはずだ。

メーカーが右にならえで、この無添加・自然志向にシフトすることを心より願う。

●韓国、中国も本物、安全志向

そして、われわれ消費者もきびしい眼を持ちたい。

「化学調味料」「たんぱく加水分解物」「酵母エキス」「人工甘味料」などで人工的に味付けされた商品は、買わない。

そんな消費者が増えれば、これら危険で不自然な食品も、市場から消えていく。

しかし、消費者の自己防衛だけでは、かぎりがある。

いまこそ、行政責任者や政治家に、本気になってもらいたい。

■山崎製パンやフジパンなど大手商品も。やればできる！

会社名	商品名	資質（g／個）
山崎製パン	あんぱん	2.9
	スペシャルパリジャン	3.3
	小倉パン	3.5
	三角シベリア	3.6
	うぐいすぱん	3.7
	高級つぶあん	3.9
	白あんぱん	4.0
	クリームパン	9.1
	高級クリームパン	9.7
	あんドーナツ（つぶあん）	10.2
	やわらか卵のシフォンケーキ	12.4
フジパン	くるみあんぱん	6.7
	バニラ＆あずき	6.8
	ぶどうぱん	7.9
	くるみちぎりパン	8.5
	パインぱん	8.6
	完熟バナナフレーキー	11.1
	特撰メロンパン	13.4
	バター香るシュガーメロンパン	13.6

表 37 「無添加パン」の一覧（部分）

出典：『週刊新潮』2018 年 7 月 26 日

■安心！ おいしい！ 良心的な無添加調味料はこれだ！

会社名	商品名
ドレッシング	
ブルドックソース	りんごとシナモンドレッシング
	ゆずと青唐辛子ノンオイルドレッシング
ハウス食品	冷しゃぶノンオイルドレッシング レモンおろし醤油
西友	みなさまのお墨付き クリーミーオニオンドレッシング
トップバリュ	グリーンアイ オーガニックノンオイル青じそドレッシング
ぽん酢	
ミツカン	ぽん酢
つゆ	
カゴメ	トマトめんつゆ
だし粉	
ヤマキ	ラーメンが旨くなるだし粉
	にぼしっ子

表 38　無添加調味料の一部

出典：『週刊新潮』2018 年 7 月 26 日

あなたがたは、国民の健康に責任を負っている。日本の伝統食文化を守ることにも責任がある。悪徳企業の利益に追随すれば、日本人の健康も食文化も、破壊されてしまう。

すでに、良心的な食品メーカーは、無添加、安全、本物の食品づくりに進んでいる。

行政は、悪徳企業を厳しく指導し、これら優良企業を支援すべきである。

韓国は「全国の学校給食をすべてオーガニック（有機農業）の食材にきりかえる」という。

中国ですら「これからの農業は有機農業を基本にする」という。

日本は、これら国際的な流れに乗り遅れてはならない。

第10章　サハラ砂漠は、人類の放牧で生まれた

――〝牛の惑星〟は、いつしか〝砂の惑星〟に……

ベジタリズム（菜食）が健康と地球を救う

●人類五人で牛一頭を飼う

「……サハラ砂漠は、約八〇〇〇年前は緑なす大森林地帯だった」

ハワード・ライマン氏の著作に衝撃的な一文があった。

「その大森林を破壊し、砂漠に変えたのは、人類による放牧である」

つまり、遊牧民の部族たちは、樹々を燃やし、家畜を養うために放牧地を広げた。

その結果、放たれた牛、山羊などが緑を食いつくし、世界最大の砂漠が生まれた。

サハラ砂漠は〝人災〟で生まれた……。

彼の著作『マッド・カウボーイ』を翻訳した時、衝撃を受けた。同書は『まだ、肉を食べているのですか？』という題名で二〇〇二年、三交社から刊行された。

ライマン氏はこの本で、的確に現在の地球の悲劇（喜劇？）を予告している。

現在、地球の陸地の三分の一で、家畜による放牧で砂漠化が進行している。

国連によれば、その経済損失は、毎年四二〇億ドル（約四兆四〇〇〇億円）にたっする。

彼は言う。

「人類の肉食という不自然な習慣は、地球を〝牛の惑星〟に変えてしまった」

なにしろ、この地球上で、人類は五人に一頭の割合で「牛を飼っている！」。

つまり、私たちが気づかぬうちに、地球は牛であふれ返っている。

その牛たちは、まちがいなく地球の緑を食い尽くす。

そして、全世界に第二、第三のサハラ砂漠が、次々に生まれている。

●反対する活動家を殺害

地球温暖化といえば、環境破壊の代名詞だ。

しかし、その犯人は、CO_2に限定されている。

ライマン氏は「最大の犯人が隠されている」という。それが「畜産」である。

なぜか、「畜産」を環境破壊の元凶と指摘すると、生命に危険が及ぶ。

南米では、約一一〇〇人の活動家が惨殺された（ドキュメント映画『カウスピラシー』後出）。

だれによって……？　現地の畜産業者による組織的な暗殺だ。

この地球上には、明らかに巨大な畜産マフィアが存在する。

〝かれら〟は、その商売を邪魔する人間を容赦しない。

ライマン氏は、米モンタナ州第二位という巨大牧場のオーナーだった。それが、命に関わる大病をきっかけに、ベジタリアン（菜食主義）に転じた。そして、今や全米の菜食運動のリーダーでもある。著書のタイトル『マッド・カウボーイ』は、自虐的ユーモアに満ちている。

●菜食は健康と地球を救う

彼は断言する。「肉食を止めることは、あなたの身体も救い、地球も救う」

その根拠は――

（1）環境破壊という負の遺産

子孫たちは、財政赤字より深刻な負の遺産を引き継ぐ。それは……死んだ川や海、さらに拡大する砂漠、死んだ土、消えた森林、そして汚染された大気……という〝遺産〟だ。

いまや、我々は想像を絶する破局の元凶に直面している。

根性と高潔を胸に、我々の習慣を見つめ見直し、国民レベルで改革していくべきなのだ。

（2）農地八五%が畜産用とは！

アメリカ全体農地の八五%が動物性食品の生産に使われている。それが、他方で森林破壊、野生動物激減、様々な種の絶滅、土壌の生産性喪失を引き起こす。土壌悪化、ミネラル喪失、表土流亡、水質汚染、水資源枯渇……そして、最後に砂漠化が待っている。

「これら地球破壊は、相互にクモの巣のように絡み合っている。解決は食事内容を動物性から植物性に代えることである。それこそが、人類全体を救うサバイバル法となる」（ライマン氏）

（3）肉が大気を〝汚染〟する

森林を焼いて一面の平原にする。多くは牛を肥育するためだ。樹々は燃やされCO_2に変化する。植物自体も死滅する。つまり、二酸化炭素を光合成で酸素に変える天然エアフィルターが消滅していく。さらに、植物の葉には、空気中の汚染物質を浄化する機能があるのだ。

「肉」を作るための森林放火、放牧、畜産は、これら森林資源を死滅させ、大気の汚染を加速する。

畜産こそ、最悪の地球破壊ビジネスだった！

（4）肉を食う＝石油を食う

一ポンド（四五四グラム）の肉を作るのに、約一六ポンドの穀物が必要となる。

人類にもっとも適した食事は、穀物だ。一人の肉食者が正しい食生活に戻れば、残り一五人の命をも救えるのだ。

アメリカ国内の穀物生産量の約八割が動物の胃袋に押し込まれている。
その穀物生産と加工、流通には、大量の石油が浪費されている。
「……アメリカの平均的四人家族が一年間に食べる牛肉の生産に消費される石油は、その家族の乗用車六か月分のガソリンに相当する」（ジェレミー・リフキン氏）
つまり、牛肉はクルマ燃料の半分ものCO$_2$で、大気汚染している。

(5) すさまじいエネルギー浪費

牛は肥育時でも畜舎の冷暖房、飼料の運搬など大量エネルギーを浪費する。

さらに、屠畜業者に運送し、牛肉をパック詰めし、冷凍、保管、流通する。これら工程も大量エネルギーを消費する。その背景に大量の汚染が発生している。

これにたいして、野菜、果物など生鮮食品は、最小限のエネルギー消費で販売される。

(6) エサは農薬まみれ

「農薬の九五％は、肉や牛乳から摂取されていた！」

これは、アメリカの仰天ニュース。一九七五年、アメリカで行われた調査によれば、「人間が摂取した農薬ＤＤＴの九五％は酪農製品と肉製品に由来してた」（『環境の質に関する調査』より）。

ふつう農薬汚染で一番気になるのは、野菜や果物だ。しかし現実は、九五％は肉や乳製品から体内に入っていた！

理由もシンプル。飼料穀物などに残留した農薬が肉や牛乳を経て、体内に侵入していた……。

なぜ飼料作物に農薬残留が多いのか？

エサ用作物には農薬が使い放題だからだ。つまり、エサは毒まみれ。

「人間ではなく動物が食べるから」という屁理屈。その肉や乳製品を人間が食べることを、あえて無視している。

「人間は、いまや自然界のライオンだ。その王者がみずからの食物のために農業化学の毒をまいている。毒はエサを汚染し、大気に散らばり、大地に落ち……それは王者の食卓への肉の塊に捧げられるのである」（ライマン氏）

だから、農薬が怖かったら、ベジタリアンになるしか道はない。

「ベジタリアン女性の母乳を調べた結果、アメリカ国内平均値の一～二％の汚染農薬しか検出されなかった」（同）

ぎゃくに考えれば、一般アメリカ女性の母乳は、菜食者の五〇～一〇〇倍も農薬汚染されていることになる。

糞尿汚染、ゲップ温暖化、そして砂漠化へ

（7）〝糞の山〟との格闘

牛が出す糞尿は人間の一三〇倍以上。平均的な酪農場で、毎日二五トンもの排泄物が出る。牛が五〇〇〇頭だったら、牛糞を処理し土に戻すだけで、二四時間体制で働く二人の専従労働者が必要となる。

賃金は、一年で五万ドルから一〇万ドルにたっする。

その経費を農場主は節約する。つまり、農場の内外に糞の山を作り、放置する。そこにハエの大群が雲のように発生する。農民はそれに対抗して、猛毒殺虫剤を霧のように浴びせるのだ。

牛だけではない。その他の養豚、養鶏などからも気の遠くなる量の糞尿が排泄される。

それが土壌や水質を、すさまじく汚染する。

しかし、メディアも政府も、これら畜産の影の部分にはいっさい触れない。

(8) ゲップとオナラとメタンガス

地球上には、一三億頭もの牛がいる。これら牛たちは、ゲップやオナラや糞尿から膨大な量のメタンガスを排泄する。これは、二酸化炭素に次ぐ温暖化ガスである（CO_2の約二〇倍）。

牛は地上で最悪の〝メタンガス発生装置〟だ。一頭がゲップとオナラで、毎日四〇〇グラムのメタンガスを排出している。

人類は広大な森林を伐採し、牧場に変えている。伐られた樹木が放置されると、白蟻のご馳走となる。白蟻は消化の過程で大量のメタンガスを発生している。その量は毎年数百万トンもの放出となる。こうして過去二〇〇年で、大気中のメタンガスは二倍に増えている。

(9) 水の半分は牛のために

「一〇ポンドの牛肉生産に必要な水は、アメリカの平均家庭の一年間の水消費量に匹敵する」(ライマン氏)

「アリゾナ州の水資源の半分が、牛の生産に使われている」「モンタナ州の水消費量の九七・五%が、なんらかの形で、牛の生産に使われていた」(L・シェイコブズ著『浪費される西部』)

しかし、政府もマスコミも、これら畜産のマイナス面には、絶対に触れない。

「……あなたは、市や州や国政府がこう注意する台詞は、絶対に耳にしないだろう。『水不足を防ぐために、肉の消費を減らしましょう!』」(ライマン氏)

(10) 地球は〝砂の惑星〟に

「……過剰放牧により、人類は大地を丸裸にし、砂漠化させている。その結果、大気中の塵(チリ)の増加も引き起こしている。むき出しになった土壌は、風に運ばれ、粉塵汚染が拡散する。それは人類の危機だ。大気中の塵は、太陽光線をさえぎり、気候変動をもたらす。アフリカや中東、中国、オーストラリア、そしてアメリカ西部の砂嵐は、家畜の過放牧に関連している」「アメリカ西部で砂漠化が急速に進んでいる。北米に〝第二のサハラ砂漠〟が生まれるだろう」(ライマン氏)

環境団体、政府が畜産に口をつぐむ謎

●家畜温室ガスはクルマの八六倍

衝撃の映画がある。

タイトルは『カウスピラシー』。必見のドキュメントである。

副題は「持続可能性の秘密」。監督・脚本・制作は若々しいキップ・アンダーソン。

『カウスピラシー』(Cowspiracy)とは「陰謀」(Conspiracy)に掛けた造語。つまり〝牛をめぐる陰謀〟――皮肉が利いている。

「……国連報告だと、温室効果ガスの排出量は、『運輸』関係よりも『畜産』関係のほうが多い」(「国連食料農業機関(FAO)」調査報告)

「……人間の起こす温暖化原因の五一%は畜産である」(「世界銀行」調査報告)

「……世界の水消費の三割が畜産で使われている」

「……畜産は、ブラジル森林破壊の原因の九一%を占める」

●牛が温暖化の最大犯人だった

「家畜の温室効果ガス排出量は、車両の八六倍！」(同報告)

キップ監督は、あぜんとする。

「環境のために自転車を使っていたが、化石燃料より悪質なものがあった！」

彼は意外な事実にショックを受ける。

「家畜は地球温暖化の主要因なだけでなく、環境破壊につながる資源浪費の主役だったのだ。なぜ、気づかなかったのか？」

数多くある環境団体は、この情報を伝えているはず。主要団体のサイトを検索する。しかし、『クライメイト・リアリティ』、『アマゾン・ウォッチ』……どのサイトを見ても、畜産業には触れていなかった！

「メインページに載せるべき情報なのに……」

●バーガー一個＝二か月のシャワー量

「世界規模の環境団体が、この畜産には眼を向けていない。その理由を直接、団体に確かめるため、大量のメールを送り、電話をかけ、数か月粘ったものの、誰も話したがらなかった。ずっと支持してきた団体に無視されてしまった」（キップ監督）

かれらは、天然ガスや石油開発など化石燃料を叩いてばかりいる。

「……たしかに、石油の油井を掘る水圧圧搾法は、水を使う。しかし、消費される水資源は三・七九兆リットル。それに対して、畜産で消費される水資源は約一三〇兆リットルと、比較にならない」
さらに、ハンバーガー一個を作るのに、約二五〇〇リットルの水が使われる。
「……ハンバーガーを食べるのは、二か月間連続でシャワーを浴び続けるのと同じ」（キップ監督）
「蛇口はこまめに締める」、「シャワーは弱く」など、家庭での節水が叫ばれている。
しかし……。
「家庭での水使用は、国内の全使用量の五％だ。いっぽう、畜産では五五％に及ぶ。牛肉わずか五〇〇グラムの生産に、約九五〇〇リットルの水が使われている」（同）
「僕は、節水を呼びかける政府のサイトを見てみた。シャワーヘッドやトイレの交換、蛇口やスプリンクラーの点検を求めている。しかし、畜産への言及はない」（同）
「推奨にしたがっても、節約できるのは毎日一八〇リットル。ハンバーガー一個分の水使用量（一四倍の二五〇〇リットル）には、遠くおよばない」（同）

●五〇〇g牛肉生産に一万リットルの水

監督は、カリフォルニア州水資源部を直撃する。

――五〇〇グラムの牛肉生産に約一万リットルもの水が必要という調査結果もあります。同量の卵は一八〇〇リットル、チーズ三四〇〇リットル。なぜ、それが政府のサイトに載らないんですか？　もし、隣人が庭のホースで水を出しっ放しにして、一万リットルにたっすれば、周囲が水びたしになるでしょう。そしたら、止めろ！　といいますよね。

二人の職員は、渋い顔で絶句。「……それは専門外で……」と沈黙。そして「畜産に使われる水量は、他の業界と比べても多い。それは明らか」と認めた。

——では、行動に移すべきでは？　政府のサイトに掲載を頼むべきです。国民に肉の消費を減らすよう、呼びかければいい。

「実現はしませんよ」「無理ですね」と、役人は皮肉な笑み。

——なぜです？　くわしく伺いたい。

「そういう方針だからです。習慣を変えるのは、水管理を超えている」

——シャワーや水やりだって、習慣の一種でしょう？

「……（沈黙）」

監督の独白。

「政府は、この件を話したがらない。環境団体は沈黙を守る。この状況もあわせて考えると、裏に何かがある……？」

●大量糞便の投棄で海が死ぬ

「アメリカでは家畜が毎秒五三トンも排便している」（同）

人間の排せつ物など、足下にもおよばない。年間に換算すると、山のような糞便量となる。これを地上で保管しようとすれば、あっというまに地球全土が糞で埋め尽くされる。地球が糞害で覆われていないのは、大量の排せつ物が河川や海に投棄されているからだ。そのため、すさまじい海洋汚染が発生している。

「それは世界中で、五〇〇か所以上の酸欠海域を生み出し、二五万平方キロの海域で生物が死滅している。原因を議論するなら、まず畜産業に目を向けるべきだ」（環境学者、O・リチャード博士）

●CO_2は畜産で八割増！

地球温暖化問題では、運輸、エネルギー産業が槍玉にあがる。

それは、CO_2排出が注目されるからだ。

しかし、畜産では、大量の温暖化ガス、亜酸化窒素を排出する。

「温暖化係数」でいえば、二酸化炭素の二九六倍だ。

なのに、政府もメディアも学者も触れず、化石燃料の話ばかり。

「……エネルギー関連のCO_2の排出量は、二〇四〇年には二割増しとなる。それが畜産では、二〇五〇年に八割増になる。理由は、畜産物の消費量が世界的に増える傾向にあるからだ」（キップ監督）

さらに畜産は、CO_2の二〇倍もの温室効果があるメタンガスを大量に出す。

「牛は毎日、五六七億リットルのメタンガスを出している。それは人類が出す量の、なんと一三〇倍もの量だ。なのに、なんの処理も施されない」

食糧資源でも比べ物にならない。

人類は毎日二〇〇億リットル近い水を飲む。そして、約一〇億キロの食糧を食べる。いっぽうで、地球上の一五億頭の牛は、毎日八倍強の一七〇〇億リットルの水を飲み、五〇倍の五〇〇〇億キロ近いエサを食べるのだ。

人口問題ではない。人間が〝食べる〟動物こそ問題なのだ。

「……これを環境団体が放置するとは、肺ガン対策でタバコを無視するようなものだ」（キップ監督）

●〝地球の肺〟も末期症状だ

「……熱帯雨林は、〝地球の肺〟と言える。二酸化炭素を吸い、酸素を出すからだ。そのジャングルが、次々に切り開かれている。家畜の放牧と、その餌を育てるためだ。アメフト会場ほどの広さが毎秒失われている。この影響で毎日約一〇〇種類もの植物や動物、昆虫の種が絶滅している」（同）

この面でも、環境団体の方向はおかしい。

彼らは、熱帯雨林破壊の元凶として、アブラヤシを槍玉に上げている。

近年需要が急激に高まっているパーム油を生産するために、熱帯雨林をアブラヤシ栽培に転化しているという主張だ。

しかし、熱帯雨林激減の最大原因は、ヤシではない。それは畜産なのは、一目瞭然だ。

畜産批判した活動家一一〇〇人が殺害された……!

●牛をめぐる陰謀の恐怖

「……ブラジルで、過去二〇年間で畜産批判をして殺された活動家は一一〇〇人以上……」

初々しい青年監督キップ氏は、温暖化を取材するうちにある不審を抱く。

取材先の環境団体は「温暖化の原因は化石燃料にある」と口を揃えて批判する。

しかし、キップ監督が徹底的に調べてみると、最大温室効果ガス排出源は畜産だった。

さらに、水質汚染、森林破壊、砂漠化……などの最大破壊原因も、畜産業だった。

その事実を質問する。

すると、環境団体トップの表情が一瞬、固まる。

眼が泳ぐ。言葉を濁す。あるいは取材拒否で責任者は席を立つ。

「まるで、畜産に触れることがタブーみたいだ……」

■ブラジルでは畜産を批判した1100人が殺害された

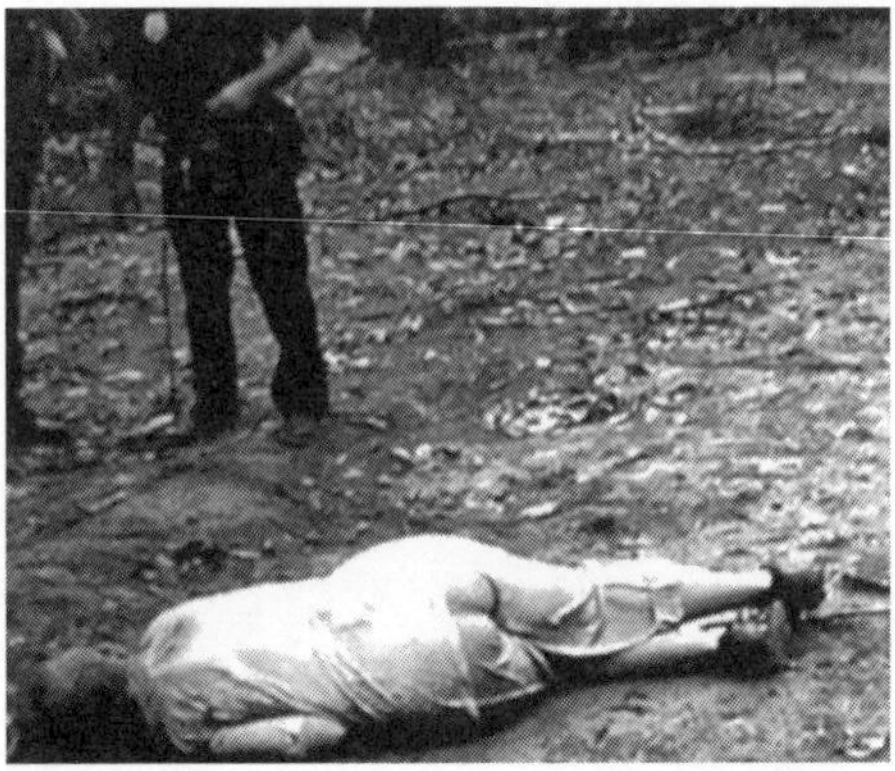

写真39　修道女ドロシー・スタングの殺害現場

出典：映画『カウスピラシー』より

●修道女ドロシーの惨劇

監督は、熱帯雨林保護団体「アマゾン・ウォッチ」ディレクター、レイラ女史を直撃する。

――牛のことを話してはいけない異次元にいるよう。保護団体が熱帯雨林破壊の最大原因をいえないなんて。

レイラ「熱帯雨林破壊の主要原因は、農業ですね。とくに牛の放牧と大豆の栽培です」

――グリーンピースをはじめ、なぜ、誰もこのことを話したがらないのでしょう?

レイラ「その点に気づいたのはすばらしいですよ。ブラジルに限って言えば、もっとも大きかったのは、『森林法』の改正です。その件について、ロビィストや畜産業を批判し、声を上げた人々の多くは殺されました。ホセ・カルロスなどが批判していた。『牛の放牧がアマゾンを破壊する』……。修道女だったドロシー・スタングも、この件で声を上げた結果、殺されました。だから、銃弾を打ち込まれたくなくて、口を閉ざす人も多いのです」

「彼女は、アマゾンを守るため、自ら先頭に立って畜産業を批判していた。すると突然、銃殺された。殺し屋を雇ったのは、牧場主だった……」（キップ監督）

〝食品中傷防止法〟――食品批判すると訴えられる！

●真実をＴＶで語り裁判に

批判したら暗殺される。それも、わずか二〇年で一一〇〇人も……。慄然とする。

それは、ブラジルだけに限ったことではない。

環境破壊の〝真犯人〟の名を口にしたら、命が危ない。

キップ監督も身辺の危機を感じ、恐怖に沈む。撮影した映像を密かな場所に移した。

そして、まっさきに頭に浮んだ一人の男がいた。

『マッド・カウボーイ』著者ハワード・ライマン。落ち着いた顔が画面に現れた。

彼は自著でも述べているが、アメリカで圧倒的人気のトーク番組「オプラ・ウィンフリー・ショー」に生出演して、畜産の真実を語った。

「……牛は共食いの〝肉食〟ですよ。他の牛の肉骨粉を食べてるからね。だから、狂牛病も起こった」

これを聞くや、黒人女性司会者オプラは、「エーッ！　ぞっとする。もうハンバーガーは食べられないわ」とつぶやいた。

すると驚いたことに、ライマン氏とオプラは、畜産業界から訴えられたのだ。

根拠となったのは、〝食品中傷防止法〟。つまり「食品を中傷してはいけない」という奇妙キテレツな法律である。

●牛も共食い〝肉食動物〟

彼は自らの過去をふりかえる。

「……四〇平方キロの敷地で農作物を育て、作業員三〇人を雇い、牛七〇〇〇頭を飼育していたよ。人生の四五年間を畜産業に捧げたんだ。テレビに出たとき〝食品中傷防止法〟にやられた。この法律自体、私は違憲だと思ってるが、この法律の下では基本的に、食品について虚偽の中傷をした者を提訴できるんだ。だが、私は番組でウソを言っていない。真実のみを話した。だが、私は畜産業界から訴えられた。その裁判に五年と数十万ドルを費やし、ようやく、その汚名をすすいだよ」

ライマン氏は、そのくだり、肉骨粉についても著書で詳しく書いている。

「……牛が屠畜されると、重量でいえば半分ほどは食用にならない。腸とか、その内容物、頭部、ひづめ、そして角だ。同様に骨や血も食べられない。そこで、これらは『レンダリング・プラント』というところに運ばれる。そして、巨大グラインダー（かくはん器）に投げ込まれる。ついでに言うと、病気で死んだ牛は、まるごとほうりこまれる。よその牧場で病死した他の家畜も同じだ」（『まだ、肉を食べているのですか？』前出）

●今なら〝愛国者法〟で有罪に

さて――。一九九六年四月、ついに問題のテレビ放送の日。

「……この国で、あなたが真実を語ったとする。すると、けったいな、実に奇怪なことが起こる。あなたは、訴えられるのだ……」（同）

ドキュメント画面でも、ライマン氏は、まっすぐ見すえて断言する。

「……今、あの時とまったく同じ発言をしたらどうなるか？　当時、食品中傷防止法で私が問われたのは、発言の内容が真実かどうかだった。でも、今なら真実を語ろうとも、有罪になり得る。もし、畜産業の利益を損なうようなことをすれば終わりさ。愛国者法で有罪になる……」

ここで、キップ監督は、おずおずとたずねる。

――この映画を作ることも問題になるでしょうか？

ライマン氏、肩をすくめて答える。

「……君は、いかに危ないことをしているか！　理解してないなら、今すぐそのカメラを投げ出すべきだね」

「環境の保護活動はテロ行為である」（ＦＢＩ）

●「テロ対策法」で監視される

キップ監督にはショックだった。畜産を取材しつづけることで、我が身に迫る恐怖を感じる。ジャーナリスト、ウィル・ポッター氏も証言する。

「……産業界の政府に対する影響力には、国民も気づいています。一番、あからさまなのが畜産業でしょう。『動物と環境の保護活動こそ、国内〝テロ脅威〟のトップ』と、ＦＢＩまでが言う。なぜ活動家がマークされるのか？　不思議でしょう。それは企業利益に打撃を与えかねないからです。畜産が環境破壊に及ぼす影響力を調べようにも、政府は情報公開を拒む。国家安全や治安維持、企業秘密など色々な理由をあげ、国民に真実を知らせない。世界一の権力をもち、環境に影響を与えながら妨害する。政府機関に請求して得た情報によると、私は『テロ対策法』により、発言などを監視されていました」

――この映画の公開は、危険でしょうか？（キップ監督）

「……法的情報源の豊富な連中を敵に回すことになりますよ。彼らの使えるお金も莫大なものです。（裁判を起こすのは）恐怖心を抱かせることも戦略でしょう」

●スポンサーも怯《おび》えて逃げた

監督の沈んだナレーション。

「……ブラジルの活動家の死には現実味がなかったが、この国でも業界やＦＢＩから狙われるなんて」

さらに、電話が入った。映画製作資金を提供してくれたスポンサーからだ。

「――連絡が遅くなったごめん。残念だけど。これ以上資金援助できない。このテーマは大きな火種すぎて、手を引くしかないの」

さらに独白は、重くなる。

「……スポンサーにも見放され、家に帰るのが怖くなった。撮影を続けると、何が起きるか、考えるだけで怖い。もう、製作を断念するしかないのか？　でも、僕に何かが起きても、真実を伝えるべきだと思った。地球の命すべてに関わることだ。何もせず死ぬよりいい。続けるしかない！」

そして、モノローグは一転、次の言葉で締めくくられる。

「……僕は、恐れるのをやめ、真実を追求することにした。死にゆく地球を目前に、口を閉ざすわけにはいかない。立ち上がって戦うべきだ」

彼の不安、苦悩がわかるだけに、最後の決意に拍手を送りたくなった。

畜産業界から環境団体に裏ガネ！

●カネで買われた環境運動

取材を進めるうちに、ナゾが解けてきた。

「グリーンピース」や「シエラクラブ」など世界的に有名な環境保護団体が、畜産に触れると、なぜ突然、顔色が変わるのか？　口を閉じるのか？　取材拒否するのか？

「畜産同盟」ロビー団体のメレディス女史が取材に応じた。

インタビュー最後に、キップ監督が切り出す。

――畜産業界は、環境団体に経済的な支援をしていますか？

これには、女史の顔が急にこわばった。狼狽し、室内の上司に助け船を求める。

「コメントは控えるべき？」

カメラの外から上司の声。

「そうですね。その件について、詳細は把握していません」

――畜産業界が「グリーンピース」を支援したことは？

彼女は困惑して、口ごもる。

「……その点について話すのは……」

こう言うと、席を立って部屋の外へ。カメラがその後ろ姿を空しく追う。

語るに落ちるとは、まさにこのこと。

畜産業界から巨額の資金援助が、有名な環境団体に流れていたのだ。それは、まさに口止め料。だから、「グリーンピース」がキップ監督に取材拒否した理由も明らかだ。

「カネをくれる業界を取り上げ、批判するわけにはいかない」

わたしは、これら団体を尊敬してきたが、落胆しかない。

彼らは、カネで魂を売ったのだ……。正義の味方ぶっているだけに、余計に悪質だ。

ヴィーガンこそ、地球と健康にやさしい！

●CO_2、石油、水、土地も少ない

「ヴィーガン（完全菜食者）に必要な農地はわずか四〇〇〇平方キロメートル。卵と乳製品を食べる菜食者では面積が三倍になる。さらに、おどろくなかれ、アメリカの平均的肉食者は一八倍もの農地を必要とする。肉食者こそ、地球の農地を食い尽くしているのです」

「同じ面積で野菜と食肉がどれだけ穫れるかを比較してみましょう。野菜は六〇〇〇平方メートルで一七トン収穫できる。しかし、食肉は同じ面積でわずか一〇〇分の一、一七〇キロしか作

■完全菜食はもっとも地球にやさしいライフスタイル

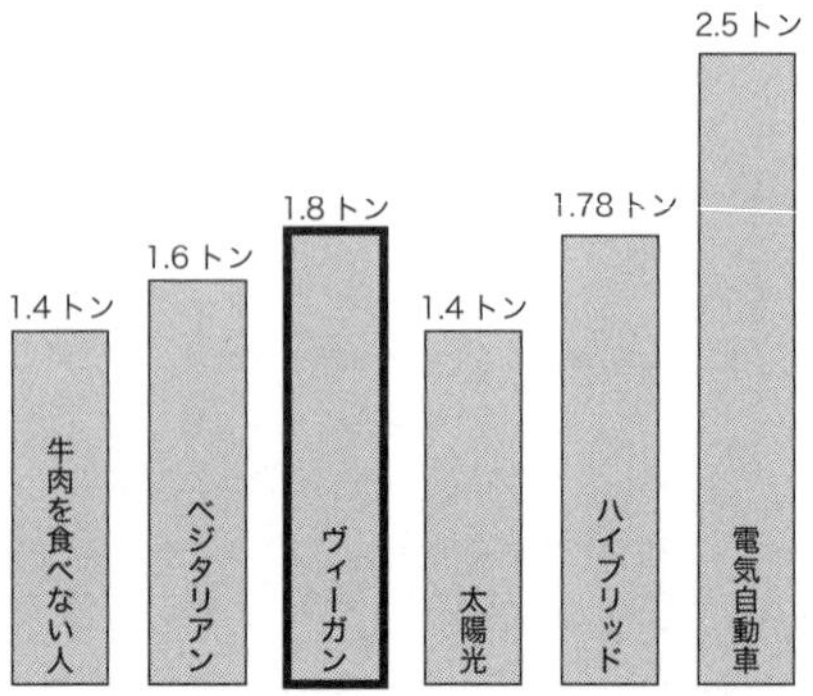

グラフ40　1人／1台あたりのCO_2年間削減量の比較

出典：『カウスピラシー』より

れない」（キップ監督）

グラフ40を見て欲しい。ヴィーガンは電気自動車（EV）に次いで、地球温暖化を防ぐのだ。そして、EVは高価だが、ヴィーガンはまったく金がかからない。

だれでも今日から実践できる。そして、自分の健康も救い、地球の健康を救える。

ヴィーガンのCO_2排出量は、肉食者の半分。石油、水資源、土地の消費もケタちがいに少なくてすむ。

「……多くの人々を巻き込みながら、ムーブメントが起きています。動物を殺して食べないのであれば、牛や鶏や魚の繁殖が不要になるでしょう。エサも必要なくなる。すると、穀物も豆類も必要ない。それを育てる畑も不要なら、森林が復活して、野生動物も戻る。海も復活し、川の水や空気もきれいになります。そして、人々は健康になる。

無私無欲でいれば、他者や地球を助けられます。知識を行動に移し、地球や他の人々にたいして、思いやりをもつ。それが、理想の生き方への道です」（ウィル・タトル博士、環境学者）

ヒトは植物だけで健康に生きられる

●走る！　元気なヴィーガン博士

最後に、キップ監督は決意する。自分の健康のために、地球のために、食生活を変えよう！

そこで、M・クラパー医学博士に質問する。

――この地球の存続のために動物性食品をやめたいのです。だけど、体が心配です。肉や乳製品や卵を食べずに、健康でいられますか？　菜食主義で健康は保てます？

博士「無理だと思うんですか？　私はヴィーガン（完全菜食）です。だけど、毎日数キロ走ります。サイクリングだって楽しんでますよ。仕事も長時間働いています。毎朝、目覚めもいい。ベジタリアンになった友人や患者さんたちも、ぎゃくに、健康になった人が多い」

――エーッ！　ほんとうですか！

博士「ヴィーガンの妊婦も、健康な子どもを産めます。その子どもも、立派な大人に成長しています。植物から得られる栄養だけで、人は健康に生きられるんです」

――乳製品も消費すべきじゃない？

博士「そう思います。わたしは酪農家の子どもだったのです、よく知っています。そもそも牛乳とは、三〇キロの子牛を一八〇キロ近くまで急激に成長させるためのもの。子牛を成長させるための〝液体〟なのです」

――ナルホド……。

博士「その白い〝液体〟に含まれているのは、ホルモン、脂質、たんぱく質、ナトリウム、成長因子などで、そのすべてが子牛の成長を目的としている。牛乳をシリアルに注ごうと、固めてヨーグルトにしようと、発酵させてチーズにしようと、凍らせてアイスにしようと、子牛を成長させる〝液体〟に変わりはない」

――そうですね。

博士「牛乳は女性の組織を刺激して、胸や子宮を大きくします。あるいは、男性の胸を大きくすることも。牛乳というのは、子どもを産んだばかりのウシ科の哺乳類が出す乳なんです。子牛が飲むべきものなのです。『あなたは子牛か？』と、患者にいいますよ（笑）。ちがうなら飲むべきじゃないんです。人には必要ありません」

――健康を維持できると聞いて安心しました。

世界中で目覚めたひとが増えている

●ヴィーガン一〇年で一〇倍増

わたしたちは〝常識〟として、「健康になるためには肉や牛乳、卵など良質たんぱくをしっかりとりなさい！」と教えられてきました。

だから、クラパー博士が肉や牛乳、卵などいっさい食べないで元気だと聞いても、「信じられない！」と絶句してしまう。

しかし、博士の言葉は正しい。今や、欧米では、一〇年で一〇倍の勢いでヴィーガンが急増しています。完全菜食のほうが、健康を保てることに気づいたひとたちです。

あなたは、今まで信じてきた〝常識〟が、音をたててくずれるのを感じるでしょう。

その〝常識〟は、どうやって身につけたのですか？

●メディアも政府も〝洗脳〟装置

テレビや新聞から？　そのスポンサーは、だれですか？　森永、雪印など乳業メーカー、丸大ハムなど加工肉会社……など。これらの会社からの広告料で、テレビ局員や新聞記者は給料を得て生活できるのです。

彼らに「牛乳はよくない」なんて、言えるわけがない。

「肉でガンになる」なんて、言えるわけがない。

じっさいは、肉好きは八倍心臓マヒで死に、五倍大腸ガンで死に、四倍糖尿病で死ぬのです。

牛乳・乳製品で乳ガン、前立腺ガン、骨折は四〜五倍に増えます。

だけど、こんなほんとうの〝常識〟を視聴者・読者に伝えたら、記者もその上司も、確実にクビになります。

テレビ、新聞は、あなたを愚かに保つ〝洗脳〟装置だったのです。

政府もそうです。大手食品メーカーは与党・自民党に大量の政治献金をしています。

やはり、巨大スポンサーなのです。

自民党政治家が、そのスポンサーの困ることを言えるわけがない。

だから、厚労省や文科省は「牛乳を飲みなさい」「良質たんぱくを！」と言い続けるしかない。つまり、政府も〝洗脳〟装置だったのです。

●ナチスの〝福音〟!?

こんな皮肉なエピソードもあります。

第二次大戦中、ナチスドイツはノルウェーを占領。食糧確保のため全ての家畜を没収した。

そのためノルウェー国民は植物性食品で命をつなぐしかなかった。

■ナチス統治で死亡率低下……なんという皮肉！

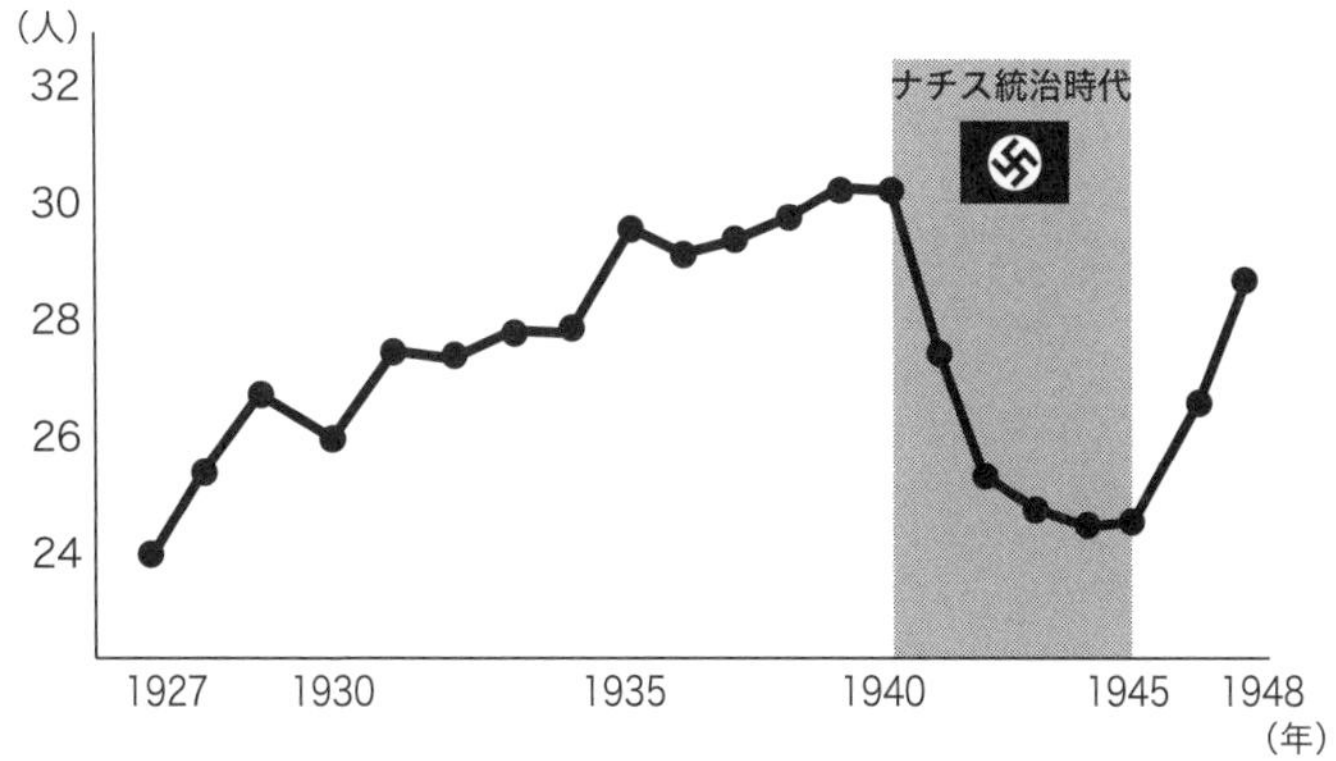

グラフ41　循環器系疾患による死亡数の推移（1万人あたり、ノルウェー1927-1948）

出典：『フォークス　オーバー　ナイブズ』

すると思わぬ福音がもたらされた。

国民の心臓病、脳卒中の死亡率が激減したのです。まさに、奇跡！

ナチスに家畜を奪われたことで、ノルウェー国民は健康を得たのです。

そして、戦争が終わり、平和が訪れ、肉や牛乳が豊富に出回ると心臓病も脳卒中も急増し始めた。なんという皮肉！

あなたも、まずは週に一回〝ベジー（菜食）の日〟から、始めてみませんか？

第11章 知ってはいけない？ 不都合な真実
――コーヒー発ガン性から、モンスターGM食品まで……！

くりかえしCM刷り込みで「好き」になる

●耳をふさぐのはなぜ？

本書で伝えてきた、「肉好きは八倍心臓マヒで死ぬ」事実や、牛乳を多く飲むと死亡率二倍、ガンも九倍、骨折四～五倍という事実。

これら事実に直面したとき、世の中の多くのひとは、「ウソだッ」と反射的に反発します。信じることと逆の情報に接すると、ひとは反射的に不愉快になるものです。

タバコ好きが肺ガンの忠告を聞くと、突然、怒りだします。

肉好きがお肉の発ガン性を聞くと、急にムカつくのも同じです。

だから、不愉快な感情になるのも仕方のないことなのです。

それは、本能的、生理的な反射現象だからです。

わたしたちはどうして、何かを好きになったり、嫌いになったりするのでしょう。

それは、「好き」「嫌い」に関する大脳の反射システムに刷り込まれているからです。

「快感刺激」がくりかえされると「好き」になります。

「不快刺激」がくりかえされると「嫌い」になるのです。

●くりかえしＣＭで「刷り込み」

このくりかえし刺激を心理学で「刷り込み」といいます。

「パブロフの条件反射」という言葉を聞いたことがあるでしょう。

犬にエサをやるときベルを鳴らす。それをくりかえすうちに、犬はベルを聞いただけで、唾液をあふれさせるのです。

ベルの音が犬の食欲という〝快感中枢〟とリンクしたからです。

あなたの「好き」「嫌い」も同じ原理です。

脳の快感中枢がくりかえし刺激される。すると、「快感ホルモン」（エンドレフィン）が分泌されます。これは別名〝脳内麻薬〟と呼ばれます。

不快中枢の刺激では、「不快ホルモン」（アドレナリン）が分泌されます。

これは別名〝怒りのホルモン〟。ムカムカして気分が悪くなります。

だから、ヒトの「好き」「嫌い」も、外部からの刺激のくりかえしで自由に操作可能なのです。それを利用したのがＣＭです。

テレビＣＭは、「楽しさ」「愉快さ」に満ちています。どのＣＭも笑顔があふれています。

ＣＭはつねに、見るひとの「快感中枢」を刺激しつづけます。

ニコニコ見ているあなたの心身は、いつしか快感ホルモンに満たされていきます。

すると、その商品を見たり、手にとったさい、快感ホルモンが出るようになります。

「パブロフの犬」の条件反射と同じですね。

このようにして、〝不都合な真実〟は覆いかくされていくのです。

アッとおどろく、あの食品の〝不都合な真実〟

●グルタミン酸の金属化合物ＭＳＧ

これから、あなたの身のまわりの食品の〝不都合な真実〟について、お話します。

代表的な化学調味料である「味の素」の正体は、グルタミン酸ナトリウム（ＭＳＧ）――。

つまり、グルタミン酸というアミノ酸とナトリウム（金属）の化合物であることは、第９章でお伝えしました。

そして、じつは、グルタミン酸ナトリウムが医薬品としても用いられており、神経生理学界では「神経毒物」（ニューロ・トクシン）と呼ばれていることも、述べたとおりです。

政府（厚労省）も、その神経毒性を認定しています。

薬事法で、医薬品には副作用などの公表が義務付けられています。

それが「医薬品添付文書」です。

グルタミン酸ナトリウムの医薬品としての名称は「高アンモニア血症改善剤」。その医薬品添付文書「副作用」欄には「精神神経系：しびれ感、顔面のつっぱり感、熱感、頭痛」「悪心、おう吐、心悸高進、胸部不快感」「高齢者では生理機能が低下」と「注意」されています。

さらに動物実験でも、猫の脳波に「覚せい波および速波が出現」「中枢に対し覚せい的に作用する」と明記されています。

研究者は「ＭＳＧは脳を破壊する」と衝撃的な警告を行っています。

「生後間もないマウスに体重一キロあたりＭＳＧを〇・五グラム投与すると、その五二％に脳神経細胞の損傷や破壊を観察。一グラム投与では一〇〇％に破壊が起こった」（一九七〇年、ワシントン大学オルニー博士）

この脳損傷・破壊によって様々な副次症状が引き起こされます。▼甲状腺や副腎などの重量低下、▼ホルモン類の著しい減少、▼不妊など生殖異常、▼ビタミン欠乏症、▼指がくっつく等の骨格異常、▼染色体異常、▼催奇形性（脱脳症・唇裂、無眼症など）……さらに▼強発ガン性（高熱でＭＳＧ変性）など……毒性をあげていればキリがない。

●オリンピックでMSGドーピング？

マスコミも学界も、巨大スポンサーである味の素の圧力に怯《おび》えて、この〝不都合な真実〟をいっさい指摘できません。

わたしは二〇二〇東京オリンピックを控えて、心配でしょうがない。

なぜなら、味の素社は、オリンピック協賛企業トップに君臨する。そして、選手村の食事選定にも巨大な権限を握っている。他方、世界中の良心的レストランは「MSG不使用」を表明している。「神経毒物」を料理に使用するなど狂気の沙汰だからだ。

さらに、MSGの神経毒受容には人種格差がある。もっとも過敏なのは白人だ。

選手村の食事にMSGが入っていたら……その神経毒性は、白人選手に強く現れる。

当然、競技成績にも影響が出る。

これは、一種のドーピングである。

かのロシアのドーピングをしのぐ国際スキャンダルになるのではないか？

わたしは、衷心より味の素社に提案したい。

選手村の食事に、MSGを使用しないでいただきたい。それは、発覚するや一大国際スキャンダルとなり、味の素社だけでなく、日本の国際的信用も地に墜ちるだろう。

●悪魔の甘味料〝パルスイート〟の恐怖

味の素社には、もう一つの〝不都合な真実〟がある。

それが、同社の主力商品、人工甘味料〝パルスイート〟の毒性……。

テレビCMで「カロリーゼロ！」「コーヒーに、肉じゃがに」と、女優・黒木華が、にっこり笑顔。

しかし、マスコミはやはり、味の素社の圧力に怯えて、以下の毒性にはいっさい触れない。

〝パルスイート〟の主成分は人工甘味料の「アスパルテーム」。

じつは、アスパルテームは世界中の研究者から、様々な毒性が警告されている。

▼発ガン性、▼ポリープ発生（分解物で子宮ポリープ）、▼脳神経異常、（脳下垂体の神経ホルモンに異常確認）、▼眼に奇形、▼体重減少、▼骨格異常、▼内臓異常（肝臓、心臓、副腎などの肥大、石灰沈着）、▼脳障害児（妊婦がとると産まれる恐れ）、▼分解物毒性（安全性未確認）……。

以上――。これほど、有害性が各方面から指摘、警告された商品も珍しい。

しかし、美人のほんわかCMからは、いっさい、このような〝真実〟は、伝わってこない。

コーヒーに「発ガン性」警告表示！　二種類の発ガン物質が存在

●「発ガン表示せよ」と裁判論争

「コーヒーに『発ガンあり』と警告表示すべきだ！」

これはアメリカの法廷での実際の論争。カリフォルニア州で二〇一〇年に提訴された。訴えたのはラファエル・メッツガー弁護士で、原告はNGO（非営利団体）の「有害物質に対する教育・研究協議会：CERT」という市民グループ。

同グループは、スターバックスなどコーヒーを製造・販売している約九〇社を相手どり訴訟を起こした。その訴えの根拠は、以下のとおり。

「……カリフォルニア州には、ガンや先天性欠損症など生殖障害を引き起こす化学物質が製品に含まれる場合には、『警告表示』しなければならない――という法律がある」

それは一九八六年に制定された「プロポジション65」（正式名『安全飲料水および有害物質施行法』）である。

●焙煎でアクリルアミド（AA）

同グループとメッツガー弁護士が提訴の根拠としたのが、コーヒーに含まれる発ガン物質アクリルアミド（ＡＡ、前出）。この強力発ガン物質は、コーヒーにも含まれるのです。

ＡＡついては国連も警告している。

「発ガン性が強く疑われる。食品中のアクリルアミド（ＡＡ）は健康に害を与える恐れがある。含有量を減らすべきである」（二〇〇五年、ＷＨＯ（世界保健機関）とＦＡＯ（国連食糧農業機関）の合同委員会の勧告）

では――。なぜ、コーヒーに発ガン物質ＡＡが含まれるのか？

それは、コーヒー豆を焙煎するときの高熱により生成されるのです。

日本の農水省試験でも、レギュラー・コーヒー、インスタント・コーヒー、どちらからも検出されている。

●衝撃の判決

「ＡＡは、摂取されると体内でＤＮＡ損傷・変異させる物質グリシダミドに変化する。またＡＡ自体も、マウス実験でガン増殖が確認されている」（米国立ガン研究所：ＮＣＩ）

カリフォルニア州法では「発ガン物質等を含む食品は、その旨の『警告表示』を義務づけて」います。これはタバコの「警告表示」と同じ。いわゆる「リスク表示」で、「それでもよければ吸いなさい」。

コーヒーに対する「表示」もそれと同じ。「あとは、ご自分で判断なさい」。じつに理にかなっています。

しかし、コーヒーに「発ガン表示」とは、業界にとっては青天の霹靂《へきれき》です。

イメージダウンで売上激減は確実。そこでスタバなど訴えられた企業も黙ってはいない。

裁判ではコーヒーにAAが含まれることは認めながらも、「コーヒーに含まれるAAは無害で、コーヒーがもたらす健康上のメリットのほうが大きい」と必死の反論を展開しています。

さて――。このコーヒー裁判の結末やいかに？

二〇一八年五月七日、カリフォルニア州の裁判所は以下判決を被告コーヒー会社に命じた。

「……カリフォルニア州内で販売されるコーヒーには、『発ガン警告』ラベルを貼らねばならない」

スターバックスなど大手コーヒーチェーン業界の完敗である。

判決を下したロサンゼルス上級裁判所のE・バール裁判官は判決でこう述べている。

「……被告企業は、コーヒーを飲むことから得られる健康上の利益が、豆の焙煎時に生じる発ガン物質によるリスクを上回ることを証明できなかった」

まさに、司法の快挙である。

●コーヒー酸にも発ガン性

じつは、コーヒーに含まれる発ガン物質は、アクリルアミド（AA）だけではない。

もうひとつの成分・コーヒー酸にも、発ガン性が指摘されている。

これはコーヒーの酸味成分で、豆を焙煎して熱を加えるなどで、成分が酸化して生成されると考えられます。コーヒーのプロは「焙煎して一か月以上たつと酸化して不味くなる」と警告しています。それは、不味くなるだけでなく、発ガンリスクも高まるのです。

苦味、酸味の正体は、発ガン物質でした……。

いずれにしろ「コーヒーに発ガン表示」は、コーヒー好きにはショックでしょう。

わたしは、コーヒーが苦手です。あの苦味がどうしても胃に合わなかったのですが、発ガン性ニュースに納得しました。あの苦味は、発ガン物質自体の苦味でもあったのです。

だからといって、「コーヒー飲むのをやめなさい」とは、いいません。

その香りやリラックス効果も、否定しません。

ただし、〝コーヒー中毒〟で毎日飲むような方は、一考を要するでしょう。

一日何杯もガブ飲みは論外です。

これも、たまのくつろぎタイムに味わえばよいのです。

遺伝子組み換え！　発ガン・トウモロコシの恐怖

●″キングコーン″で巨大腫瘍

写真42を見てください。

マウスに、ゴルフボール大の巨大腫瘍が発生しています。

これは、遺伝子組み換え（ＧＭ）トウモロコシを与えたネズミに現れた悲劇です。

衝撃の実験結果を公表したのはフランス、カーン大学の研究チーム。ＧＭトウモロコシをマウスに長期に与えたところ、その五〇～八〇％が発ガンし、巨大腫瘍ができた。発現率の高さに、めまいがします。

そのトウモロコシの名前は″キングコーン″。米モンサント社が開発し、すでにアメリカ国内で生産されるトウモロコシのほとんどが、この遺伝子組み換え技術（ＧＭ）で作られた人工コーンに席捲されている。

これは人間用ではない。一〇〇％

■ 50 〜 80%に巨大なガン！
恐るべし遺伝子組み換え食品

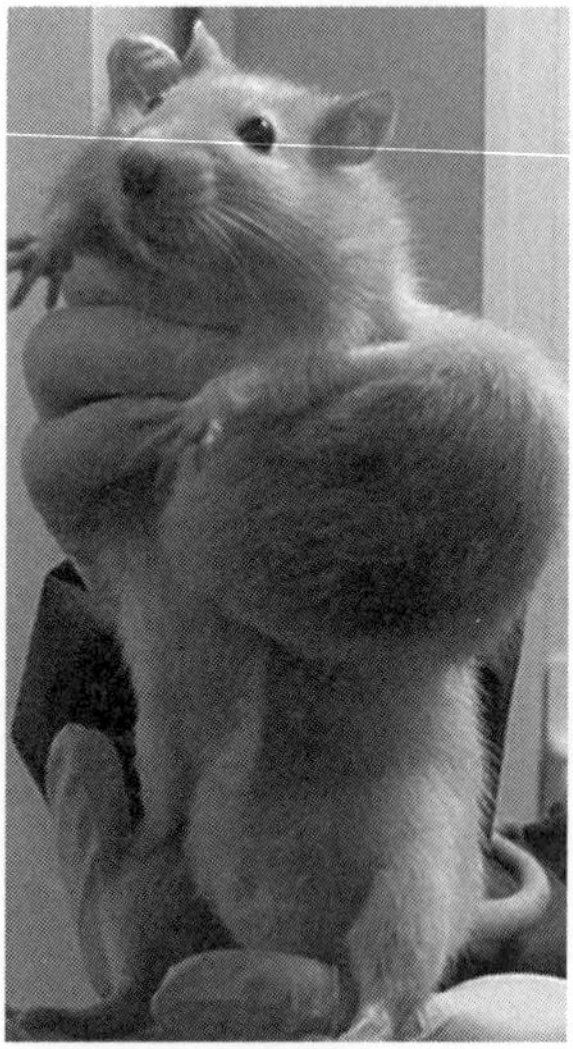

写真 42

飼料用そして食品工業用です。

その特徴は、従来品種より生産性が高い。つまり、大量に収穫できる。害虫がつかない。

キングコーンの最大市場は、内外の家畜用飼料。さらに、魚の養殖でも大量に投与される。コーンシロップなど甘味料などの食品原料にも使われる。

日本にも飼料として大量輸入されている。それが、牛や豚、鶏に与えられる。

日本人は、キングコーンが〝変身〟した牛肉、豚肉、鶏肉、卵を食べ、牛乳を飲み、さらに養殖ハマチやウナギを食べている。

●巨悪ロックフェラーに沈黙

〝キングコーン〟を与えたネズミに巨大腫瘍が発生した――つまり、GMコーン内部には猛毒の発ガン物質が生成していることは、まちがいない。

なら、政府のやるべきことは一つ。この猛毒コーンの生産・流通・販売の即禁止である。

しかし不思議なことに、このカーン大学衝撃リポートを、世界のマスメディアは全て黙殺した。日本も例外ではない。NHKから朝日新聞まで、いっさい報道しなかった。

その理由も、わたしはハッキリ判る。モンサント社は、一〇〇％ロックフェラー財閥の所有である。そして同財閥は、世界を闇から支配する国際秘密結社・イルミナティの一翼をなす。

もう一方の支配者はロスチャイルド財閥だ。

世界はこれら〝双頭の悪魔〟に支配されてきた。メディアも同じ。

だから、〝かれら〟の超巨大利権である遺伝子組み換え食品の真実を暴く情報など、流せるはずもない。

それは、ジャーナリズムだけではない。アカデミズムも同じ。

研究者たちも、そのほとんどは白衣を着た奴隷である。五〇〜八〇%もの実験動物に巨大ガンを発生させた猛毒物質にすら、無視を決め込んでいる。

●猛毒GMコーンが命を蝕む

猛毒発ガン物質を含む〝キングコーン〟を食べたためマウスは発ガンした。

その猛毒物は、エサを通じて家畜や養殖魚に移行する。

さらに、キングコーンを原料にした加工食品にも移行、残留する。

キングコーンを原料にする加工食品は、以下のとおり。

▼甘味料：コーンシロップ、果糖ぶどう糖液、水飴など表示はさまざま。ほとんどの加工食品、清涼飲料に使われている。

▼サラダ油：「コーン油」の正体は〝キングコーン油〟なのです。

▼ショートニングなど：さらにマーガリンやマヨネーズ、トランス脂肪酸の派生食品へ。

▼スナック菓子：「コーンフレーク」「コーンスナック」などにも。

▼コーンスターチ：和訳すれば〝トウモロコシでんぷん〟。でんぷん類の他、ビール、発泡酒に。成分表示ラベルで確認してほしい。

▼キシリトール：トウモロコシの芯から作られ、ガムや歯磨剤に使用される。

遺伝子操作で未知の猛毒物質が生成

●サソリと掛けた毒キャベツ

「遺伝子組み換え食品も、従来の食品と変らない」

これが、遺伝子組み換え企業の言い分です。

しかし、それは真っ赤なウソでした。遺伝子組み換え（GM）技術とは、自然界に存在しない方法で、新たな生物を作り出す技術です。

たとえば、キャベツの遺伝子に、猛毒を出すサソリの遺伝子を組み込む。

この遺伝子組み換えで、サソリの毒を分泌するキャベツが登場しました。

GM企業の言い分はこうです。

「これで、害虫の付かないキャベツが完成した！」。

つまり「殺虫剤を使わない〝無農薬〟」をうたっている。

これは、一種のマンガですね。サソリの猛毒で虫のつかない〝毒キャベツ〟が完成しただけ。

人間の体にいいわけがない。

そもそも植物のキャベツと動物のサソリを〝交配〟するなど、自然界では絶対にありえない。まさに、神をもなさぬ技を平然とおこなう。これが、遺伝子組み換え技術の恐ろしさです。

●GM食品の毒性証拠ゾロゾロ

「異常」なことをすれば「異常」な結果がもたらされる――これが、因果律の法則です。

それは、遺伝子組み換え（GM）にも同じです。

■トリプトファン事件

GM技術で、未知の猛毒物が生成される。その事実を証明する結果となったのが、アメリカで一九八九年末に発生したトリプトファン事件です。

日本の化学工業メーカー昭和電工が、微生物の遺伝子組み換えによって、必須アミノ酸「トリプトファン」を生成し、それをダイエット食品として販売した。すると、この食品を摂取したアメリカ人に体調不良の訴えが続出。症状は、血中の白血球の一種、好酸球が異常増殖し、被害者は筋肉痛や発疹に苦しんだ。これら異様な症状により三八人が死亡、数千人が異常を訴える大惨事となった。

原因は、遺伝子組み換えで変異した微生物が猛毒たんぱくを生成したことによると判明。その猛毒物質は二種類確認されたが、いずれも未知の物質だった。

専門家は「……すでに、遺伝子組み換えの目に見えない毒物は、人類を蝕んでいる」と警告する。トリプトファン事件は、その警鐘ブザーにすぎない。

■〝キングコーン〟の殺虫毒、妊婦九三％から検出

〝キングコーン〟が全米にまたたくまに広まったのは、「害虫がつかない」からだ。

なぜか？　このGMコーンは「遺伝子組み換えで、虫が食べるとコロリと死ぬ毒物を自らの体内に生成する」。

内部に殺虫成分が存在する……！　虫も食わない毒トウモロコシ。生食すると不味い。

さて、〝キングコーン〟を与えたネズミの五〇～八〇％に複数の巨大腫瘍が発生した。

専門家は、この殺虫成分こそ、発ガン原因と見ている。

ところが、モンサント社はこう反論してきた。

「殺虫成分は、体内に入っても腸で分解され体外に排泄される。よって、人体に害はない」

ところが、これもまた真っ赤なウソだった。

二〇一一年、カナダのシェルブルック大学病院の調査で、〝キングコーン〟の殺虫成分が妊娠女性の九三％から検出された。さらに、戦慄するのは、胎児の八〇％からも殺虫成分が確認されている。マウス巨大腫瘍と同じリスクが、妊婦や胎児を襲っている……。

■GMジャガイモを食べたネズミに成長障害

英ロウェット研究所、A・パズタイ博士の報告。

「遺伝子組み換えジャガイモを与えたネズミに発育不全や免疫低下などの障害が確認された」。

このジャガイモにも、殺虫成分を生成させる遺伝子が組み込まれていた。殺虫剤入りの毒ジャガイモを食べれば、その〝毒〟で弱る、病気になるのは、あたりまえです。

■GMトウモロコシの花粉で、蝶の幼虫が死滅

米コーネル大、J・E・ロゼイ助教授の報告。「殺虫成分を導入したトウモロコシ（BTコーン）が、害虫でもない蝶まで殺してしまうことを発見した」。

この遺伝子組み換えコーンの花粉を、植物の葉にふりかけ、葉を蝶の幼虫に食べさせた。すると、わずか四日間で幼虫の四四％が死滅、生き残った幼虫も発育が阻害された。遺伝子組み換え毒トウモロコシは、花粉まで〝猛毒〟なのだ。

――遺伝子組み換え食品の毒性を証明する例は、あげていたらキリがない。

羽根なしヌードチキン、四つ足チキンの悪夢……

●羽毛なし赤裸の〝ヌードチキン〟

畜産業は秘密のヴェールに覆われている。そして、それを暴こうとする者に牙をむく。

ブラジルで畜産業者の熱帯雨林破壊に反対する活動家、市民たちが、一一〇〇人も暗殺、惨殺された。これも、〝かれら〟の悪魔性の一面である。わたしは、〝かれら〟を畜産マフィアと呼ぶ。

〝かれら〟は利権を守り、利益を上げるためなら、なんでもする。

さて――。本書のタイトルどおり『フライドチキンの呪い』は、犠牲になったニワトリたちの呪いでもある。

■奇怪な羽根なしチキンも遺伝子組み換え？

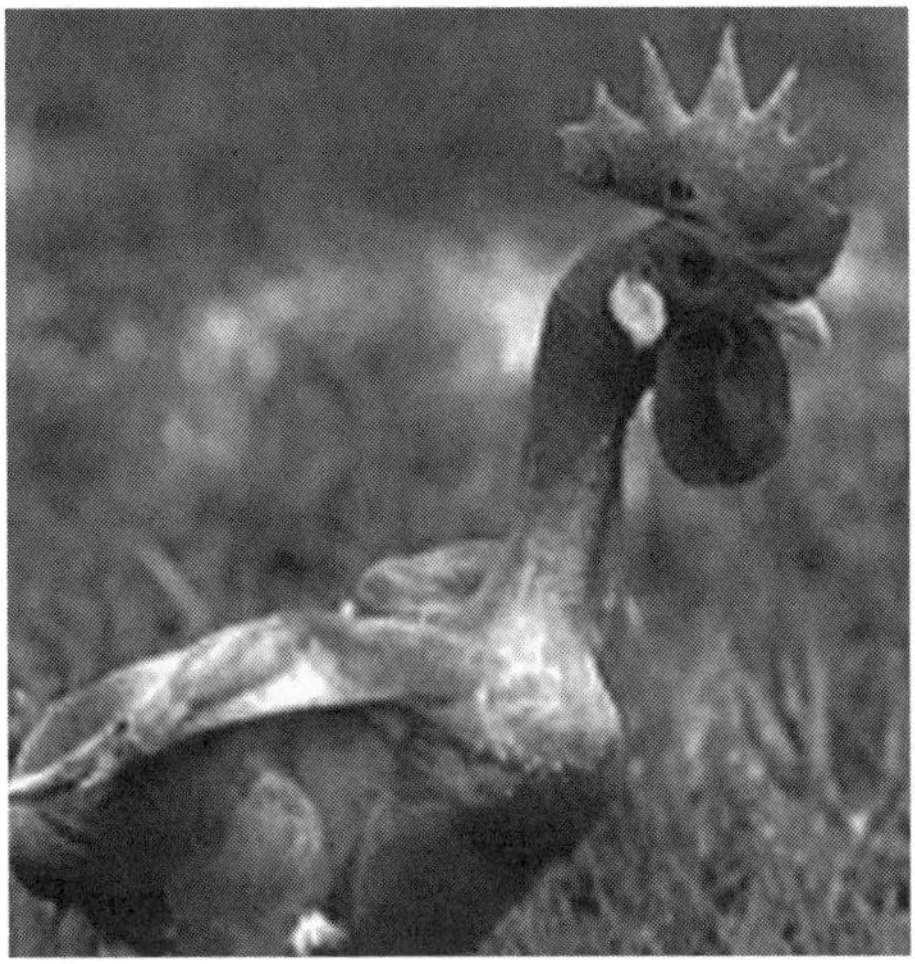

写真43

写真43を見てほしい。

全身、赤むけのニワトリだ。だれもがギョッとする。これも、畜産業者たちが〝開発〟した。名前は、ズバリ文字どおり〝ヌードチキン〟。

養鶏のニワトリを鶏肉に変えるとき、手間取るのが羽根むしりである。

そこで、「羽根がなければいいんだろ」と発明されたグロテスクな奇形チキン。二〇一一年に登場すると、ネットニュース世界に衝撃が駆け巡った。

開発したのはイスラエルの遺伝子学者A・キャハナー博士。博士は、遺伝子組み換えではなく「普通の品種改良でできた」と主張している。

わたしは信じない。おそらく遺伝子組み換えによる〝新生物〟と推測する。

この時点では、遺伝子組み換えによる人工動物にはさまざまな規制があった。それをクリアするため、あえて〝品種改良〟とカモフラージュしたものと思える。

いずれにしても、生物特許（バイオパテント）により、博士には莫大な利益が転がり込む。

●工場の四つ足チキンにショック

真っ裸のニワトリに驚いている場合ではない。

「先生、オレ、十数年前から、肉を食えなくなったスよ」

私が主催する「船瀬塾」懇親会で隣り合わせたS氏が、真顔でつぶやいた。

わけを訪ねて、仰天した。

「食肉工場でアルバイトしてたとき、四本足のニワトリを見ちゃったんですよ。それ以来、肉、食えなくなっちゃって……」。以来、彼はヴィーガンという。

それまでも、フライドチキン工場では四本足のチキンを使っている……という噂は、なんども聞いた。その理由を聞いて吹き出した。

「普通のチキンならモモ肉は二本しか取れないけど、四本足なら四本取れる！」

■すでに流通、目撃者あいつぐ四本足チキン

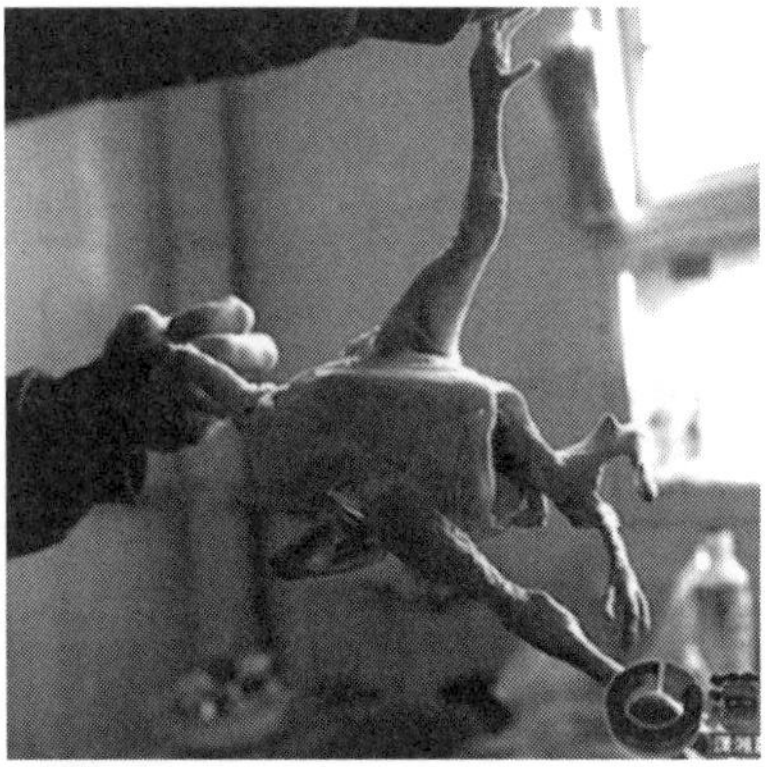

写真 44

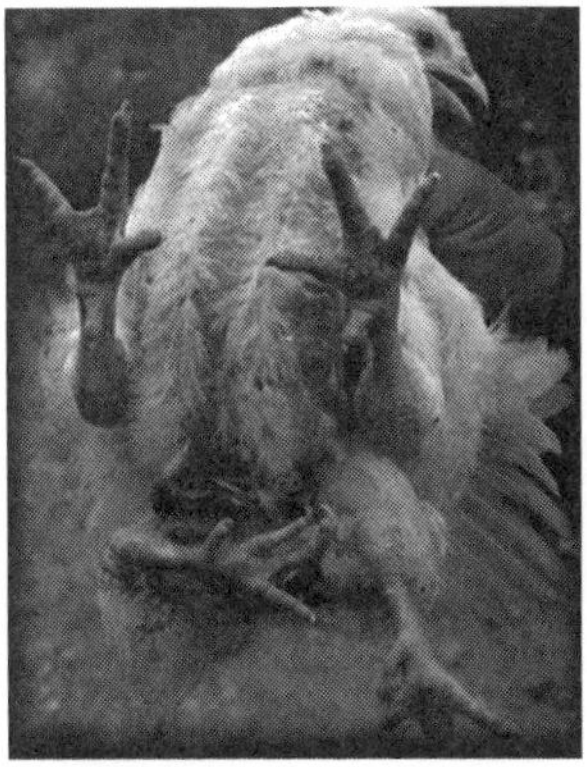

写真 45

ナルホド……。しかし、まさに都市伝説の世界。まさか、四本足のニワトリなどじっさいに存在するのかと思っていたら、Sさんの具体的証言が飛び出した。

ネットで「四本足のチキン」と検索すると、驚くほどの〝証拠写真〟が出てくる。中には、どう見ても合成、ねつ造としか思えない写真も……。

しかし、じっさいに四本足のブロイラーやヒナ鳥の写真も投稿されている。

写真44は、中国のスーパーで売られていた四本足の鶏。**写真45**は、四脚のひな鳥。子細に見ても、実物にしか見えない。いずれもSさんの証言を裏付ける。

●都市伝説で片付けてはいけない

オーストラリア北部ヌーナマーの養鶏場で、四本足のメス雛が生まれ話題になっている。

養鶏業を営むK・ホーナーさんは「これまで一〇万羽の鶏を飼ってきたが初めて」とメディア取材に答えている。ヒナは突然変異で四つ足に産まれたものと思える。

しかし、自然発生で四つ足ニワトリが生まれるなら、遺伝子組み換え技術を用いればより大量生産できるはず。ネット写真、映像は、現場からの内部告発ではないか。

ちなみに中国の業者が「ケンタッキー・フライド・チキンは四本足の鶏を使っている」とネットでアップしたことに、「ねつ造写真だ！」とKFC側が抗議して泥沼騒動に……。

ただ、これらを全て都市伝説として目を背けることは、科学的態度とはいえないでしょう。

ゲノム編集ゴーサインで怪物ラッシュ

●怪物サケ許可に反対運動

「オバマ大統領、フランケン・フィッシュを許可しないで！」

デモ隊が、ホワイトハウスの前でシュプレヒコール。

市民グループが反対するのは二倍速で成長するサケ。開発したのは、マサチューセッツ州のアクア・バウンティン・テクノロジー社。

サケがどうして二倍の速度で急成長するのか？

同社は、サケの遺伝子に成長の速いウナギの仲間「ゲンゲ」の遺伝子を組み込んだ。するとアラ不思議。この〝人造魚〟は通常のサケの二倍の猛スピードで急成長したのだ。

市民グループは、このサケを〝フランケン・フィッシュ〟と呼ぶ。いうまでもなく、あの人造人間、怪物フランケン・シュタインにかけている。

環境団体などがこの怪物魚の認可に真っ向から反対したのには訳がある。

それまで、市場で販売が許可されていた遺伝子組み換え生物は、植物に限定されていた。

それが動物にまで認可されると、どうなるか？

怪物サケのように、地上に存在しなかったGMアニマルたちが次々に出現してくる。

経済学者M・スミス氏もGMサケ流通認可に、危機感を表明している。

「前例ができれば、GM動物は今後さらに増えるはずだ」

●GM先進国アメリカの悲劇

アメリカは、GM食品普及では〝超先進国〟である。

その結果は、悲惨の一言につきる。この人工食品が米国民に強制されて約一〇年間で、「多重慢性疾患」の患者は、二倍近くに激増している。

二〇一三年の時点でも、アメリカ人の「健康度」は先進一七か国中最低。

さらに、平均余命も女性一六位、男性一七位と極めて短い（「全米科学アカデミー」）。

すべてのGM食品には、潜在的な健康リスクが存在する。

GM食品は、まちがいなく国民を不健康で病気人だらけで短命にする。

遺伝子組み換え導入は、まさに亡国の政策なのだ。

アメリカで多くの市民グループがGMサケ認可に徹底的に抵抗したが、彼らの反対運動も空しく、怪物サケは認可されてしまった。

二〇一五年一一月一九日、FDA（米食品医薬品局）は食品として製造・流通・販売を許可。

ついに……〝GMダム〟は決壊した……。

●映画『オクジャ』悲痛な告発

この米政府の決定に、モンサントをはじめ巨大企業の圧力があったことはいうまでもない。

〝GMマフィア〟たちは、快哉を叫んだことだろう。

突破口は開かれた。GMフィッシュがOKなら、GMアニマルもゴーサインだ。

体重八倍サケの次には、体重八倍ブタが登場してもおかしくない。

その悲喜劇を告発した映画がある。二〇一七年公開、米韓合作の『オクジャ』である。

明らかにモンサント社とわかる巨大多国籍企業が、遺伝子組み換えにより巨大な〝スーパーピッグ〟を製造し、世界の食糧市場の制覇をもくろむ、というストーリー。

「食糧メジャーの暴走を許したら、大変なことになる」

映画製作者たちの危機意識が、この傑作映画を生み出した。必見である。

安全審査なし、表示義務なし、販売ゴー！

●〝奇跡のハサミ〟で遺伝子操作

GMマフィアたちは、さらに次なる手を考えている。
それが、ゲノム編集だ。それは、遺伝子操作の次世代技術である。
それは、遺伝子組み換えとどうちがうのか？
図46（次頁）は、トマトを例に説明している。
▼遺伝子組み換え（右）は、他の果物から一部の遺伝子を取り出し、細菌などを「運び屋」にしてトマトの遺伝子に組み込む。するとトマトは突然変異して、目的の〝人造トマト〟が出現する。
▼ゲノム編集（左）は、他の生物は用いない。その生物の遺伝子の一部を切断するなど〝編集〟して突然変異を起させて、目的生物を作り上げる。
このとき使われる〝ハサミ〟が「部位特異的ヌクレアーゼ」と呼ばれる酵素。それにより、思い通りに標的遺伝子を改変することができる。二〇〇五年に発見され、次世代遺伝子工学テクノロジーとして、食品、医療マフィアたちが一斉に飛び付いた。

「この〝奇跡のハサミ〟を用いれば、ピンポイントで遺伝子操作できる！」

■「ゲノム編集は安全」は本当か!?

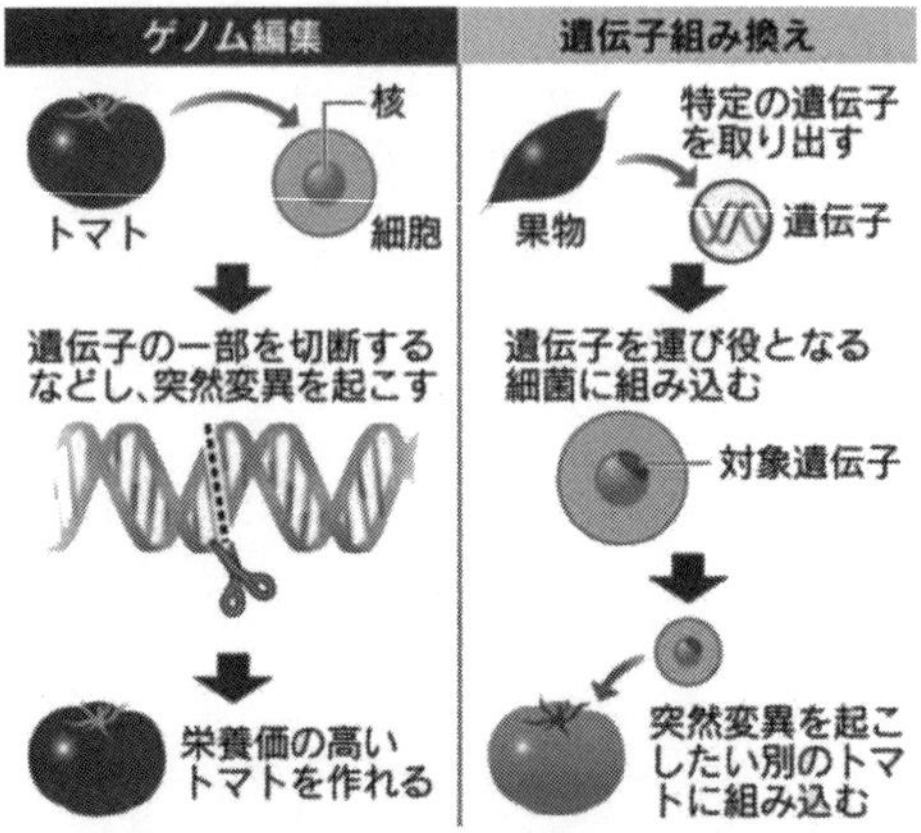

図46　ゲノム編集と遺伝子組み換えのちがい
出典：『日経新聞』2019年3月18日

しかし、それは〝悪魔のハサミ〟でもある。

●切りまちがい、貼りまちがい

その危険性は〝編集〟という言葉が物語る。つまりは、ＤＮＡをハサミで切ったり貼ったりする。しかし、ヒトは神ではない。

「……遺伝子を切る酵素は、もちろん百発百中ではない。目的とする遺伝子だけでなく、他の遺伝子を壊してしまうこともある。これを『オフ・ターゲット』という。その原因は標的ＤＮＡの認識エラーだ。塩基二〇個のうち二、三個が違う場所に結合してしまうミスマッチも発生する」（『社会新報』２０１９／９／18、「ゲノム編集、危険性を問う」）

さらに、専門家は「ゲノム編集した細胞はガンにかかりやすい」と警告する。

つまり、〝ハサミ〟による切りまちがい。

〝ノリ〟による貼りまちがい。

さらには、〝できそこない〟遺伝子でガンになる。

そして、「編集が成功したか？」を判別するマーカー遺伝子にも問題がある。

これには発光クラゲ遺伝子などが使われるが、外来DNAなので除去しなければならない。

しかし、実際はほったらかし。遺伝子に蛍光マーカーで線を引きっぱなし。つまり、遺伝子は汚れっぱなし。ゲノム編集とは、こんなに荒っぽい技術なのである。

神のみに許された「遺伝の神秘」を人間がいじる。それが、ゲノム編集なのだ。

人間は失敗する動物である。この事実を忘れてはならない。

●ゲノム編集食品、日本は販売ゴー！

二〇一九年三月一八日、政府（厚労省）は、ゲノム編集食品の流通を突然、認可した。

その理由の説明。「ゲノム編集された食品は、従来の品種改良と同じである。よって『安全審査』は不要。『届け出』だけで流通を許可する」。

これには、さすがのメディアも疑問を示す。

「……ゲノム編集食品をめぐっては、安全性を疑問視する消費者もおり、正しい情報を伝える食品表示のあり方などが課題になりそうだ」（『日経新聞』2019／3／18）

同紙によれば、すでに多くの研究機関が、様々なゲノム編集食品を開発中だ。それは、トマ

■食卓にゲノム編集食品があふれる日も近い……

開発者	食品	特徴
筑波大など	トマト	栄養価が高い
農研機構	イネ	収穫量が多い
近大など	マダイ	肉付きが良い
阪大など	ジャガイモ	毒が少ない
産総研	ニワトリ	卵のアレルゲンが少ない

表47　ゲノム編集食品の主な取り組み

出典：『日経新聞』2019年3月18日

ト、イネ、マダイ、ジャガイモ、ニワトリなど動植物の多岐にわたる（**表47**）。

「……ゲノム編集食品の扱いは、各国で議論が別れている。米国は農務省が二〇一八年三月にゲノム編集食品の栽培を『規制しない』方針を出し、実際に栽培されている。ただ食品の流通はまだ始まっていないとみられる」「一方欧州では、司法裁判所が一八年七月に、遺伝子組み換えと同様に『規制する』との判断を出し、慎重に議論を進めている。今夏にも日本で流通が始まれば、世界に先行することになる」（同）

他方、厚労省は、ゲノム編集食品の導入に対して一般からの意見も受け付けていた。いわゆる「パブリック・コメント」。それには、三二四件もの意見が寄せられている。

その大多数は、「ゲノム編集に反対！」「登録・義務化！」を訴える。政府の「方針を支持」はごくわずか。

「国民の声を拾うための制度ですよね？　これで流通開始なんて、あまりに馬鹿にしています！」（主婦）

遺伝子組み換えやゲノム編集の食品は、外観ではわからない。切り身にすれば、まったく識別不能。さらに、国内規制があっても海外生産すればわからない。

いまこそ声をあげ、行動するときです――。

「食」の判断基準は「自然か？」「不自然か？」

●悪い食品で悪い人生に

「食」という字を分解すれば「人」を「良くする」と読めます。

われわれの体は、食べたものでできています。悪い物を食べれば悪い体ができあがります。良い物を食べれば良い体になります。悪い体からは、不健康な〝悪い人生〟が生まれます。良い体からは健康な〝良い人生〟が生まれるのです。

あたりまえすぎて、書くのもバカバカしくなります。

しかし、こんなあたりまえのことも、わかっていないひとが、あまりに多いのです。

あなたのまわりを見てください。

あきれるほど不健康で、病人だらけです。高齢者ではクスリを飲んでいないひとのほうが珍しい。そして、ポックリ逝ったり、ガンになったり、要介護や寝たきり。

悲惨な人生のひとが、あまりに多い。

●〝食べまちがい〟は〝生きまちがい〟

これら最大の原因が〝食べまちがい〟なのです。

〝食べまちがい〟は〝生きまちがい〟です。

だけど自分の好きなものをけなされたら、ひとは不愉快になります。ムカつきます。耳をふさぎます。それは、あなたにとって〝不都合な真実〟だからです。

しかし昔から、「良薬は口に苦し」といいます。

それに倣えば、「真実は耳に痛し」といえます。

〝不都合な真実〟にであったら、「快」「不快」の感情を超えて、心をしずめて、冷静に判断してみましょう。

とくに食べ物については、大切な判断の基準があります。

それが「自然」なものか？　「不自然」なものか？　という尺度です。

――「自然」に近づけば「病気」から遠ざかる。「自然」から遠のけば「病気」に近づく――

古代ギリシャの医聖ヒポクラテスの箴言《しんげん》が、すべてを物語ります。

できるだけ「自然」に近い食べ物をいただく。

それが、「食」の真理なのです。

エピローグ　〝かれら〟は、カネの力で黙らせる

●現実こそ過激なのです

本書『フライドチキンの呪い』は『肉好きは8倍心臓マヒで死ぬ』(共栄書房)、『牛乳のワナ』(ビジネス社)に続く、食の三部作です。

わたしの、ささやかな願いです。

この三冊を、さりげなく、お宅の居間のかたすみにでも、置いていただけませんか？

すべて、完読する必要はありません。見出しをパラパラめくるだけでもいいのです。

それでも、内容が頭にはいってくる。そのように、わかりやすく書きました。

小学生のお子さんでも、すぐに理解できるでしょう。

「タイトルが過激だ！」というひとがいます。

それは、まちがいです。

現実社会が、カゲキなのです。わたしはそれを、わかりやすくタイトルにしただけです。

いまだ、テレビや新聞を鵜呑《うの》みにして信じきっているひとが、大勢います。

そういうひとにとって、この三部作は〝カゲキ〟以外のなにものでもないでしょう。

しかし、昔からこういう諺があります。

――正直者が馬鹿をみる――

これは、いつの世も変わらぬ真理です。

●業界は〝カネ〟で口封じ

かの大衆〝洗脳〟の天才ヒトラーは、こう豪語しました。

「小さなウソは、すぐばれる」「大きなウソは、絶対ばれない」（『わが闘争』）

いまも、マスコミや政府は、〝大きなウソ〟をたれ流し続けています。

そして、メディアや政治家、さらには学者までもが、平然とウソをつきます。

だから、正直な国民ほど、だまされてしまうのです。

本書第10章で、世界的に有名な環境団体「グリーンピース」や「シエラクラブ」などが、奇妙に〝沈黙〟している理由を、明らかにしています。

それが、〝資金援助〟という名の業界からの口封じなのです。

同じ口封じは、食品業界からも市民団体に行われています。健康を追求する市民グループも、業界から〝支援〟を受けると急に口を閉じる。腰くだけになる。

おカネの力は、かくも恐ろしいのです。

●「安全」論文もカネで買える

学者はどうでしょう？

××教授、▽▽博士……という肩書きがつくと、急にエラク見えてしまいます。

さらに「学術論文」となれば、われわれは平伏してしまいます。

しかし、白衣のエライ先生たちも、りっぱに企業とゆ着しているのです。

やはりここでも、〝カネの力〟が働きます。

本書で、人工甘味料「アスパルテーム」の危険性をとりあげました（第11章）。

アスパルテームについては、学者のあいだでその安全性をめぐって論争がありました。

その「有害論」vs「安全論」の背景には、おどろくべき事実が隠されていたのです。

衝撃事実を暴いたのはR・G・ウォルトン医学博士（米ノースイースト・オハイオ医科大学、精神分析医）です。
■「アスパルテームは安全」（七四論文）……全研究機関が製造メーカーから資金援助を受けていた。
■「アスパルテームは危険」（八三論文）……全研究機関が製造メーカーから資金援助は一切受けていない。

医学・科学もカネの力で、どうにでもネジ曲げることができるのです。

このように、メディア、政府、そして学問までもが――〝闇の力〟によって、支配されています。

隠された真実を見ぬく眼を、やしなってください。

その澄んだまなざしが、あなたと家族、そして愛するひとたちを救うのです。

二〇一九年八月一九日

遠くにセミの鳴く、昼下がり、名栗渓谷の山荘にて

船瀬俊介

主な参考文献

『油　このおいしくて不安なもの』（奥山治美、農文協）
『いまの食生活では早死にする』（米マクガバン報告、今村光一監訳、リュウブックス）
『赤ちゃんができない理由は〝いい栄養〟にあった』（泉谷希光、ゴマブックス）
『最高の食養生』（鶴見隆史、評言社）
『食物養生大全』（鶴見隆史、評言社）
『食養生で病気を防ぐ』（鶴見隆史、評言社）
『男性機能を高める本』（鶴見隆史、マキノ出版）
『チャイナ・スタディー』（コリン・キャンベル他、グスコー出版）
『危険な油が病気を起こしている』（J・フィネガン著、今村光一訳、中央アート出版）
『粗食のすすめ』（幕内秀夫、東洋経済新報社）
『病気にならない生き方』（新谷弘実、サンマーク出版）
『トランス脂肪酸から子どもを守る』（山田豊文、共栄書房）
『食べ方事典』（山田豊文、現代書林）
『知ってはいけない!?』（船瀬俊介、徳間書店）

『コレステロール、嘘とプロパガンダ』（M・D・ロルジュリル著、浜崎智仁訳、篠原出版新社）
『なぜ、マーガリンは体に悪いのか？』（山田豊文、廣済堂出版）
『まだ肉を食べているのですか』（H・F・ライマン著、船瀬俊介訳、三交社）
『肉好きは8倍心臓マヒで死ぬ』（船瀬俊介、共栄書房）
『牛乳のワナ』（船瀬俊介、ビジネス社）
『脳と体が若くなる断食力』（山田豊文、青春文庫）
『自然流OL健康読本』（船瀬俊介、農文協）
『和食の底力』（船瀬俊介、花伝社）
『カウスピラシー』（ドキュメント映画）
『フォークス・オーバー・ナイブス』（ドキュメント映画）
『ザ・ゲーム・チェンジャー』（ドキュメント映画）
『健康って何？』（ドキュメント映画）

船瀬俊介（ふなせ・しゅんすけ）
1950年、福岡県生まれ。九大理学部を経て、早大文学部社会学科卒業。日本消費者連盟スタッフとして活動の後、1985年、独立。以来、消費・環境問題を中心に執筆、評論、講演活動を行う。主なテーマは「医・食・住」から文明批評にまで及ぶ。近代の虚妄の根源すなわち近代主義（モダニズム）の正体は、帝国主義（インペリアリズム）であったと指摘。近代における医学・栄養学・農学・物理学・化学・建築学さらには哲学・歴史学・経済学まで、あらゆる学問が“狂育”として帝国主義に奉仕し、人類支配の“道具”として使われてきたと告発。近代以降の約200年を「闇の勢力」が支配し石炭・石油・ウランなどで栄えた「火の文明」と定義し、人類の生き残りと共生のために新たな「緑の文明」の創造を訴え続けている。有為の同志を募り月一度、「船瀬塾」主宰。未来創世の端緒として、「新医学宣言」を提唱、多くの人々の参加を呼びかけている。
主な著作に『あぶない抗ガン剤』、『維新の悪人たち』、『未来を救う「波動医学」』、『世界に広がる「波動医学」』、『買うな！使うな！身近に潜むアブナイものPART 1』、『同PART 2』、『医療大崩壊』、『肉好きは８倍心臓マヒで死ぬ』（共栄書房）、『笑いの免疫学』、『病院に行かずに「治す」ガン療法』、『原発マフィア』、『和食の底力』、『STAP細胞の正体』（花伝社）、『クスリは飲んではいけない⁉』、『ガン検診は受けてはいけない⁉』、『放射能汚染だまされてはいけない⁉』（徳間書店）、『「五大検診」は病人狩りビジネス』（ヒカルランド）、『病院で殺される』、『３日食べなきゃ７割治る』、『やってみました！１日１食』（三五館）、『できる男は超少食』（主婦の友社）、『新医学宣言――いのちのガイドブック』（キラジェンヌ）、『THE GREEN TECHNOLOGY』（彩流社）、『ワクチンの罠』、『ドローン・ウォーズ』（イースト・プレス）などベストセラー多数。

フライドチキンの呪い――チキン・から揚げで10年早死に

2019年11月25日　初版第１刷発行

著者 ――船瀬俊介
発行者 ―平田　勝
発行 ――共栄書房
〒101-0065　東京都千代田区西神田2-5-11出版輸送ビル2F
電話　03-3234-6948
FAX　03-3239-8272
E-mail　master@kyoeishobo.net
URL　http://www.kyoeishobo.net
振替 ――00130-4-118277
装幀 ――黒瀬章夫（ナカグログラフ）
カバーイラスト ―平田真咲
印刷・製本 ―中央精版印刷株式会社

ISBN978-4-7634-1090-0 C0047

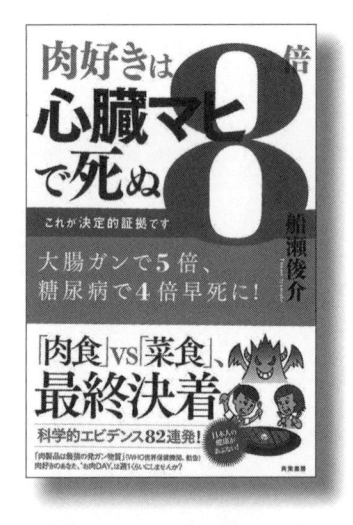